高血压调治 22 法

主　编

马汴梁

编　者

马宏伟　　王铁印　　陈红霞

李长乐　　张大明　　袁培敏

金盾出版社

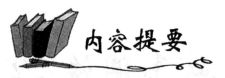

内容提要

本书简要介绍了高血压的定义、临床表现、病理病因、基础检查、临床诊断等基础知识，重点介绍了高血压的饮食疗法、针刺疗法、头针疗法、耳针疗法、刺血疗法、艾灸疗法、刮痧疗法、药枕疗法、运动疗法等共22种疗法，其内容科学实用，深入浅出，集知识性、趣味性于一体，适合高血压患者及大众阅读。

图书在版编目(CIP)数据

高血压调治22法/马汴梁主编. —北京：金盾出版社,2017.9
(2019.1重印)

ISBN 978-7-5186-1007-5

Ⅰ.①高… Ⅱ.①马… Ⅲ.①高血压—中医疗法 Ⅳ.①R259.441

中国版本图书馆CIP数据核字(2016)第216942号

金盾出版社出版、总发行
北京太平路5号(地铁万寿路站往南)
邮政编码:100036 电话:68214039 83219215
传真:68276683 网址:www.jdcbs.cn
封面印刷:北京万博诚印刷有限公司
正文印刷:北京万博诚印刷有限公司
装订:北京万博诚印刷有限公司
各地新华书店经销
开本:850×1168 1/32 印张:7.25 字数:150千字
2019年1月第1版第2次印刷
印数:4001~7000册 定价:22.00元

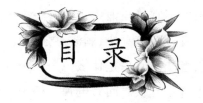

高血压的基础知识

1. 什么叫高血压

高血压系指循环系统内血压高于正常,通常指体循环动脉血压增高,是一种常见的临床综合征。

如何划定高血压范围?通常是以低于 18.7/12.0 千帕(140/90 毫米汞柱)为正常组,而高于 21.3/12.7 千帕(160/95 毫米汞柱)为高血压组。这是世界卫生组织建议使用的高血压诊断标准。

正常人的收缩压随年龄增长而增高,40 岁以下收缩压不超过 18.7 千帕(140 毫米汞柱),以后年龄每增长 10 岁,收缩压可增高 1.33 千帕(10 毫米汞柱)。

有 80%～90% 的高血压是由于高血压病引起,其余 10%～20% 则是症状性高血压。前者是以血压增高为其主要临床表现的一种疾病,亦称原发性高血压;后者则指在某些疾病中,作为症状之一而出现的高血压。

2. 高血压发生的原因有哪些

平常所说的高血压是指原发性高血压,亦称高血压病。

(1)血流动力学因素:血压形成的三大因素为血管的收缩

状态、血管中的血液量、心脏每分钟向血管射出的血液量。

（2）血管肥厚：经研究发现，小血管的管壁厚度可以影响它的顺应性、弹性和扩张性。长时间的血管收缩，可引起血管壁肥厚，进而产生高血压。

（3）血管内皮细胞功能障碍：在正常情况下，血管里面衬着一层很薄的内膜。它对血管的收缩及舒张功能起调节作用。当心脏收缩时，左心室内的血液被压进主动脉，动脉内的血液突然增多，这时动脉内的血压增高。而血管内皮细胞则可调节血管的弹性和张力，从而推动血管内的血液继续向前流动。

（4）盐代谢异常：据很多专家研究证明，盐的代谢与高血压的发生密切相关。盐的摄入量越多，血压水平就会越高。我国北方人要比南方人患高血压的概率高。资料研究证明，人群中有 20％的人因吃盐过多而患上高血压，因此吃盐过多容易患高血压。

（5）高胰岛素血症：据研究发现，肥胖者发展成为高血压的危险性是正常人的 8 倍，而肥胖者的特点之一就是高胰岛素血症。胰岛素使血管壁蛋白质合成，血管壁肥厚，使交感神经活性增强，钠盐潴留。

（6）遗传因素：人的血压与一级亲属的血压最为相似，如果父母血压正常，子女患高血压的概率很小；如果父母为高血压患者，子女患高血压的概率则非常高。

（7）交感神经系统兴奋性增高：当交感神经系统作用于心脏时，可使心率加快、心肌收缩力增强，结果导致心排血量增多。

（8）肾素-血管紧张素系统功能亢进：人体内存在多个调

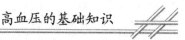

节血压的激素内分泌系统,其中肾素-血管紧张素系统最为重要。这个系统的功能亢进,就会使得强烈收缩血管的物质产生过多。它除收缩血管促进血压升高之外,还可以使血管壁增生肥厚。

(9)吸烟或饮酒过多:吸烟或饮酒过多,可使小动脉管壁变厚,持续收缩,并逐步硬化,从而导致血压升高。另外,每日饮酒达78毫升的人患高血压的概率是非饮酒者的2倍。

总之,只有了解多种导致高血压的发病因素,并分析它们之间的相互作用,才可能对高血压的起因有一个全面的认识,从而为高血压患者带来希望。

3. 高血压有哪些危害性

高血压对人体脏器的损害及引起的病变是一个相当漫长的过程。尤其是在高血压的中晚期,由于心、脑、肾等脏器受损而出现一系列并发症。它使人体重要器官如心脏、大脑、视网膜、肾脏等发生病变后的危险性和死亡率均有所增加。

(1)对心脏的危害:血压升高会使左心室逐渐肥厚并扩张,经数年或十几年后形成高血压性心脏病。

(2)对大脑的危害:高血压对大脑的危害,主要是指高血压引起的脑血管疾病,如脑出血、高血压脑病和脑梗死等。其中,脑出血为晚期高血压最常见的并发症。至今,该病死亡率正在逐步上升,易留下后遗症。

(3)对视网膜的危害:高血压病情严重时,视网膜可出现出血、渗出、水肿等病变。日子久了,这些渗出物质就沉积于视网膜上,从而引起视觉障碍,如视物不清或视物变形等。

(4)对肾脏的危害:高血压对肾脏的危害,主要是因肾小动脉在血压升高后会硬化,且变狭窄,致使肾脏缺血,逐渐出现肾脏萎缩,而发生肾功能不全,甚至发展成为尿毒症。

4. 高血压有哪些主要症状

高血压的症状,往往因人、因病情而异。大部分轻度高血压患者在病变初期没有任何明显的症状和不适,偶尔体格检查或由于其他原因测血压时才发现。患有高血压时,常见的症状如下。

(1)头痛难耐:头痛是高血压最常见的症状。常在晨起时发生,起床活动或饭后就会逐渐减轻。疼痛部位多在太阳穴和后脑勺。痛得较厉害时颈后部会有搏动的感觉,这种头痛主要是由于高血压影响血管舒张、收缩功能所致。

(2)头晕目眩:头晕也为高血压常见的症状。患者自觉头晕眼花,有些是一时性的,常在突然下蹲或起立时出现。闭目养神,稍做歇息,其症状即可自行消失。有些是持续性的,当出现高血压危象时,可出现与内耳眩晕症相类似的症状。

(3)心悸、失眠、烦躁:高血压患者性情多较急躁,遇事敏感。失眠多表现为早醒、多梦、睡眠不实、易惊醒。

(4)其他症状:眼花、耳鸣、记忆力减弱、肢体麻木、乏力、腰酸、腿软、肌肉跳动、颈部麻木、鼻出血等,也是高血压的常见症状。

另外,还会出现天旋地转、黑蒙、口角㖞斜、胸闷、气短、心悸、夜尿增多等。还伴有心脏、脑和肾脏等脏器损害的表现。由于高血压也可能不表现出某些症状,所以很多患者并不知道自己已经患有高血压。有些高血压患者是因为出现了并发症,如卒中、心肌梗死、肾衰竭后才知晓的。

5. 为什么肥胖的人易患高血压

肥胖的人易患高血压的病因还不清楚,但这些患者的外周阻力多是正常的,血容量是增加的。当肥胖的高血压患者体重减轻后,血压可明显下降,且这种下降不依赖于钠离子平衡的变化。除血压下降外,减轻体重还可预防冠心病,因为肥胖的高血压患者发生心绞痛和猝死的概率是血压正常的肥胖者的 2 倍。由于常伴有高血压、高血脂及葡萄糖耐量减低,故肥胖是影响人类健康的重要危险因素。

6. 高血压如何分期

我国修订的高血压临床分期标准,按临床表现将高血压分成三期。

第一期:血压达到确诊高血压水平,临床上无心、脑、肾并发症表现。

第二期:血压达到确诊高血压水平,并有下列各项中一项者。

(1)体检,X 线、心电图或超声心动图检查有左心室肥大的证据。

(2)眼底检查见有眼底动脉普遍或局限变窄。

(3)蛋白尿和(或)血肌酐浓度轻度升高。

第三期:血压达到确诊高血压水平,并有下列各项中一项者。

(1)脑血管意外或高血压脑病。

(2)左心衰竭。

(3)肾衰竭。

(4)眼底出血或渗出,有或无视盘水肿。急性型高血压(恶性高血压):病情急剧发展,舒张压常持续在17.3千帕(130毫米汞柱)以上,并有眼底出血、渗出或视盘水肿。

7. 第一、二、三期高血压治疗的原则有哪些

(1)对高血压一期患者,症状不明显者,可用非药物治疗,如降低体重、限制饮酒、限制钠盐、医疗体育、打太极拳、练养生功等方法;症状明显者,除上述非药物治疗外,尚可用镇静药,如地西泮(安定)5毫克,每晚1次。良好的休息,能解除中枢神经系统的紧张状态,多数患者经镇静休息后,再配合药物治疗,血压即可恢复正常。另外,中草药或针刺治疗,也能起到协助降压的目的。如疗效不满意者,可加用小剂量β受体阻滞药、钙离子拮抗药或多种小剂量利舍平或并用利尿药治疗。

(2)对二期高血压患者可按上述方法治疗,采用多种小剂量降压药联合应用。若疗效不佳或不显著时,采用多种小剂量降压药联合应用,如利尿药、利舍平、肼屈嗪合用或加肾素-血管紧张素转化酶抑制药,如卡托普利、节后交感神经抑制药、神经节阻滞药等。联合用药能提高疗效,减少每种药的剂量,减少不良反应,使血压平稳地下降。

（3）三期高血压的降压药包括交感神经抑制药或神经节阻滞药的联合用药治疗。因这两类药易产生耐药性，故宜交替应用。目前，经大量临床实践证明，扩血管药硝苯地平单用能使一、二期高血压患者取得满意的降压效果，三期高血压患者，可将硝苯地平加肾素-血管紧张素转化酶抑制药——卡托普利，再加β受体阻滞药能取得良好的治疗效果，但效果欠佳时可加用利尿药，可能收到较好的效果。

8. 对高血压的认识有哪些误区

随着患高血压人数的不断增多，人们对高血压的重视程度也明显提高。可是，由于种种原因，对高血压的认识误区依然很多。其中，最主要的有以下五大方面。

（1）只有肥胖者才会患高血压：肥胖（即超重）是血压升高的重要而独立的危险因素，但高血压的发病机制还包括多种因素，如环境、遗传、适应性、神经系统、内分泌系统等。因此，无论身体偏胖或偏瘦，都可能由于超重之外的其他因素而引发高血压，所以都应定期检查血压。

（2）只有中老年人会患高血压：相对而言，中老年人容易患高血压。但是，随着人们生活水平的提高，饮食方面的复杂化和多样化，生活节奏加快等，高血压发病率逐年上升，特别是青少年的发病率悄然增加。一项针对青少年体质调查的资料显示，男女学生中有相当数量者血压偏高。

（3）贫血患者不会出现高血压：贫血通常是指外周血中血红蛋白浓度、红细胞计数和（或）血细胞比容低于同年龄和同性别正常人的最低值，而高血压则是常见的心血管疾病，是指血压超过正常标准。二者是两个完全不同的概念。所以,贫血患者同样也会患高血压。

(4)血压在每天中午最高:都说中午体内血液最"旺",单纯地认为中午血压最高。其实,正常人群及高血压患者昼夜血压都呈"双峰一谷"的变化,即一般上午 8～9 时、下午 4～6 时为两个高峰,凌晨 2～3 时为低谷。中午并不是血压最高的时候。

(5)服用降压药会使血压过低:人体中存在着十分精致而又微妙的血压调节系统,在很大程度上使血压维持在正常水平。同时,只要血压降至正常,医生都会酌情减少降压药剂量,适当的维持量不但不会使血压降得过低,还能有效地保护心、脑、肾等重要器官。只有认清高血压的本质,才能积极预防和治疗它,维护自身的生命健康。

9. 高血压常见的并发症有哪些

(1)心脏:主要包括左心室肥厚、冠状动脉粥样硬化性心脏病和充血性心力衰竭的临床表现,如心绞痛、心肌梗死、心力衰竭、各种心律失常和猝死等。

(2)脑:主要是脑血管意外的表现,如一过性脑供血不足、脑血栓形成、脑出血及高血压脑病等。

(3)肾脏:出现肾小管、肾小球功能损害的表现,如夜尿、多尿、蛋白尿、肾衰竭等。

(4)血管:主动脉夹层血肿可表现为胸痛、休克、肢体无脉或搏动减弱、压迫症状等。

(5)眼底病变:眼底病变的改变依血压升高的程度和持续

高压的时间、升高的速度不同,主要病变有视网膜动脉的改变、视盘水肿、脉络膜血管受损、血-视网膜屏障破裂、动静脉交叉处的改变等,往往影响视力。

10. 高血压患者有哪10种禁忌

(1)忌过度疲劳:因过度疲劳可使血压升高,特别是老年高血压患者,一般体质较差,抗病能力弱,故应科学地安排生活,做到有劳有逸,劳逸结合,防止文体活动、家务劳动或外出旅游等劳累而加重病情。

注意通宵打牌而引起血压升高,因通宵打牌易睡眠不足而使人不知不觉地增加疲劳度。再则,向前倾的姿势,也会不断压迫心脏,若持续此姿势通宵达旦,则患者会感到胸闷、憋气。再者,精神上会因输赢而高度紧张,此种状态会不断促使血压升高,同时也易引起心脏病及脑卒中。

(2)忌吸烟过度:香烟对于人体有害无益,会促使血压升高,且有害于心脏。香烟不仅对吸烟的人有害,且由于吐出的烟雾扩散于周围,使不吸烟的人也会受尼古丁的危害。尼古丁有促使血压增高的作用。更不应该在大量喝酒后过分吸烟。虽然适量饮酒能适度松弛紧张感,有益于消解身心的压力,但如果超量,就会带来肝脏或胃多余的负担,促使血压上升,且在大量喝酒时,往往会吸烟较多,结果易导致尼古丁与酒共同促使血压上升的不良相乘效果。

(3)忌大便秘结:便秘能够间接促使血压升高,因大便秘结,便时要憋气使劲,这样血压就会急剧升高,便出时血压又迅速下降,特别是蹲式大便,更容易出现这种大幅度变化,以至在大便时引起脑出血和心肌梗死。尚须注意排便时下蹲和起立不要过猛、过快,因容易造成血压大幅度波动而导致不测。患者最好使用坐式马桶,并一定要保持大便通畅。因为在厕所内卒中或心脏病发作的例子很多,故不要以为便秘对于高血压影响不大。

(4)忌骤冷骤热:因寒冷会使体内的血管收缩而导致血压上升,并且会刺激肾脏分泌促使血压上升的激素,血压随之升高,这样容易因血压骤升而使心脏病发作或引起卒中。天气热时,会损耗体内较多的水分,如大量出汗后水分得不到及时补充,容易导致脱水状态,使血液黏稠度增高而导致脑血栓或心肌梗死。天气变冷时可使全身血管收缩而使血压增高,所以应注意及时保暖;而天气变热时应适当降温,并注意随时补充水分。

(5)忌情绪波动:激动、忧虑、烦恼、焦急等不良的精神因素会刺激交感神经兴奋,使心跳加快,血压升高。与人争吵更会促使血压上升。因为吵架是愤怒、不满或憎恨各种因素凑在一起的状态,在此状态下,会分泌大量儿茶酚胺,从而使血压急速升高,结果常常引起脑卒中或心脏病发作。因此,老年高血压患者应注意控制情绪,做到性情开朗,情绪稳定,避免大喜与盛怒。

(6)忌性生活过度或不当:性交时的兴奋会使血压升高,尤其是男性射精时或射精前后,血压会比平常要高。因此,性生活不要过度兴奋及过频,做到有所节制。此外,喝酒后性交尤其注意,因为酒与性交兴奋均会加速血压上升,更由于酒醉而身体的功能易处于麻痹状态,射精所需时间比平时要长,使引起血压上升的诸因素加在一起,则血压变动的幅度就会增大,因此喝酒后性交对血压和心脏均有不良影响。

(7)忌饮食不节:若饮食过饱易使膈肌位置上移,影响心肺的正常活动;加之消化食物需要大量的血液集中到消化道,心脑供应相对减少而易诱发卒中。晚餐应该吃八分饱。因血液中的脂肪在晚上睡觉时增加得最多,尤其到了下半夜,与动脉硬化有密切关系的中性脂肪及游离性脂肪显著增加,因此晚餐吃喝得愈多的人血液内的脂肪愈多。患者在半夜发作心绞痛或心肌梗死,这往往与晚餐的量有关,就理想的饮食方式来说,应该较重视中餐,晚餐则减量至吃七八分饱才好,尤其避免在睡觉以前吃东西。

(8)忌贪杯暴饮:因贪杯暴饮特别是饮烈性酒时,会使血压骤然升高,特别是老年高血压患者在有动脉硬化的基础上会诱发脑卒中。

(9)忌血压骤降:人体的动脉血压是血液流向各组织器官的动力,对保障各组织器官所需要的血流量具有重要意义,尤其是脑、心、肝、肾等重要器官对血液量需要相对恒定,若血压骤降,全身各组织器官特别是脑、心、肾等的供血量都将不足,可因缺氧而发生功能障碍,甚至造成严重后果,如会引起头晕和昏迷、心肌损伤,甚至心肌梗死等。

(10)忌骤然停药:高血压患者血压降低后忌立即停药,因为血压降低不等于疾病治愈,骤然停药易引起血压"反跳",可能血压会更高。因此,在控制血压稳定一段时间后应用维持量至少半年或一年,最后是否完全停药,要视病情及医嘱而定。

11. 高血压患者有哪9个危险时刻

(1) 清晨6～9时：清晨醒来，体内元气尚未完全恢复，血压、体温也较低，血流缓慢，此时体内水分缺乏，致使血液浓缩、黏滞性增强，因而易形成血栓，引发缺血性脑卒中。晨起后若能适当地喝些开水、牛奶，能减少上述症状发生。

(2) 餐后1小时：据医学专家测定，餐后1小时内活动会使血压产生明显波动，尤其是已有心血管病的老年人，血压下降幅度可达20.25～30毫米汞柱，导致血流减缓、血管淤血，进而诱发血栓形成或发生心绞痛、心肌梗死等。因此，高血压患者除了不能暴饮暴食外，饭后也不要立即做活动量大的事情，以免突发不幸。

(3) 贪烟嗜酒时：过度地吸烟与饮酒是导致卒中的重要原因，烟酒可直接刺激人体的中枢神经，使心率加快、血压升高，这对患有高血压、动脉粥样硬化的人来说是极为不利的。

(4) 气温骤降时：高血压患者对环境温度变化的适应性较差。当气温骤降时，体内肾上腺分泌增强，而肾上腺素增多会使血管收缩，引起血压明显上升。在临床上，每当寒流来袭、天气降温之时，便是脑出血的多发之日。因此，在冬春季节，高血压患者要做好防寒保暖。

(5) 极度兴奋时：人在愤怒、悲伤、恐惧或大喜时，可致血压骤然升高，心率加速，从而诱发心脑血管疾病的突发。因此，高血压患者不但要避免生气、着急，而且在观看那些场面惊险、情节紧张的影片时，也不要过于激动，以防不测。

(6) 屏气排便时：下蹲排便时，由于腹压加大，可使血压升高,特别是在便秘时屏气用力排便,会促进全身肌肉、血管收缩,致使较多的血液充盈颅内血管。此时静脉回流稍有受阻,颅内血管压力即随之剧增。

(7)性生活时:性生活过程中,由于情绪激昂、心跳加快而使血压骤升,所以有心血管病者要格外注意。一旦发现身体不适,就应终止,并采取相应预防措施,以防万一。

(8)服药不及时:高血压患者,如不及时治疗,任其发展,就会加速动脉粥样硬化过程。因此,不能以为自己患了高血压,但无不适症状,就可以不服药,不治疗。

(9)洗澡沐浴时:在洗澡或沐浴时发生晕倒的事颇多,特别是老年高血压患者,这主要是因为老年人体质较弱,体温调节和血管舒缩功能较差,在热水或冷水刺激下,血压发生波动。同时,老年人在洗热水浴时水温不能过高,时间也不能过长,以免发生虚脱。

12. 如何判断假性高血压

日常生活中,许多人认为自己患上了高血压,便到处求医问药。实际上,高血压有"真性"与"假性"之分,如果所患为假性高血压,大可不必整天愁眉苦脸。那么,哪些高血压属于假性高血压呢?下面分别做一简单介绍。

(1)临界高血压:临界高血压也称为边缘性高血压。世界卫生组织(WHO)把高血压的标准确定为 140/90 毫米汞柱,临界高血压的标准为:收缩压 130～139 毫米汞柱,舒张压 85～89 毫米汞柱。虽然临界高血压不属于高血压范围,但其中有 20% 可能会演变为高血压。

(2)高原性高血压:凡在海拔较低地区时血压正常,而到海拔 3 000 米以上高原后,血压持续升高超过 140/90 毫米汞柱,并且还伴有高血压症状,排除其他原因所导致的血压升高,才算是高原性高血压。它的发病原因主要是缺氧。

(3)波动性高血压:所谓波动性高血压,就是指患者血压常在正常血压、临界高血压及高血压之间变动。由于血压具有波动性,一次很难准确地测出个体的血压水平。所以,重复检测血压还是有必要的。

(4)潜在性高血压:有一些人,当受到某种刺激或应激负荷后,血压增高并超过正常范围,称之为潜在性高血压。这是降压机制功能不全或升压机制功能亢进所造成的。倘若调节得不到恢复并且还继续扩大,最后调节量的状态发生了改变,这个变化过程就是潜在性高血压的发生过程。

13. 高血压患者的饮食禁忌

(1)减少高脂肪高胆固醇饮食:对于高血压患者来说,应该限制食用富有胆固醇的动物脂肪。具体而言,患者应少吃或不吃动物脂肪和胆固醇含量较高的食物,如肥肉、各种动物油、骨髓、黄油、蛋黄、鱼肝油、螃蟹、动物内脏(如肝、心、脑、肾)等。高血压患者还应适当选食一些有降脂作用的食物,如淡菜、葵瓜子、芝麻、海参、海带、海蜇等,烹调菜时最好选用植物油,如菜籽油、豆油、葵花籽油、花生油等。

(2)限制食盐的摄入量:高血压患者要限制食盐的摄入量,每天食盐的摄入量要控制在 3～5 克。饮食太咸是高血压发病的原因之一。因此,烹调菜时宜偏淡,对酱菜、榨菜、盐茶、皮蛋等含钠盐高的食物也应少吃或禁食,而香蕉、西瓜、苹果等含钾较多的食物则可多吃。

(3)适当控制饮食中的糖类:食物中糖类的含量和质量与高血压、动脉硬化及冠心病的发病有密切关系。过多的糖易使中性脂肪增加,这易构成动脉硬化从而影响血压。

(4)补充维生素和纤维素:维生素有促进脂肪代谢的作用,特别是维生素 C 能降低胆固醇,故患者宜多食含维生素多的新鲜蔬菜和水果,如豆芽、芹菜、荠菜、萝卜、胡萝卜等。

(5)注意蛋白质的调整:高血压患者所需的蛋白质,一半以上应是动物性蛋白质,如鱼、瘦肉、鸡、鸡蛋、牛奶等,其次可用植物性蛋白质,如大豆、花生等。一般而言,动物蛋白质优于植物蛋白质,但也要注意二者间的均衡。通常,心血管疾病的人是不必严格限制蛋白质的,但须注意高血压而又有肾脏并发症者,特别是血液中尿素氮含量增高的患者,就应适当限制,以免加重肾脏负担。

(6)控制总热能:饮食过多的人,易使身体发胖。人体脂肪过多对高血压有以下不利:①如果中性脂肪在体内贮量过多,身体就会发胖,体重就会增加,因而增加了血液循环系统的负担,人体必须升高血压,才能满足增加了的体积的供血需求。这样,便会使原来已升高的血压更加升高,从而增加了心脏的负担。②体内脂肪过多有时会积存在各脏器内,如心、肝,特别是积存在心脏内,容易减弱心脏的收缩能力,或形成脂肪肝。同时,脂肪过多,体内胆固醇含量也多,容易沉积到血管壁上,而形成动脉硬化。

(7)饮食要均衡:高血压患者平时以清淡素食为主,宜食低脂肪、低胆固醇、低盐的食物,患者饮食要定时定量,不宜暴饮暴食,禁饮烈性酒,忌食公鸡、狗肉等阳热之品,体重超重需要节食,并增加体力活动,使之达到标准体重。

14. 高血压应做哪些常规检查

(1)肾脏B超:由于很多肾脏疾病可以引起高血压,高血压反过来又可以损害肾脏,而此两者相对于人的全部身体器官来说是相当重要的。所以,高血压患者最好都做一次肾脏B超检查。

(2)眼底检查:如果视网膜小动脉普遍或局部变窄,表示高血压的病情程度为中度;视网膜出血或渗血,表示其病情严重。总之,眼底视网膜的病变可以反映出高血压的严重程度。

(3)血液生化检查:血液生化检查包括电解质、肾功能、血糖、血脂、血尿酸、血纤维蛋白原等。此项检查可帮助明确高血压是否由肾脏疾病引起,判断高血压对肾脏的影响程度。

(4)尿常规及肾功能检查:检查尿糖、尿蛋白、血肌酐、血钾、尿素氮、尿酸水平,以了解有无早期肾脏损害,高血压是否由肾脏疾病引起。若尿中有少量蛋白质、红细胞、白细胞,则提示可能是原发性高血压所致的肾损害;若尿中有大量蛋白、红细胞、白细胞、管型,则应视为慢性肾炎或肾盂肾炎所致的继发性高血压。

(5)心电图和超声心动图检查:此项检查可判断有无左心室肥厚和心律失常。确定高血压患者心脏功能状况,并判断是否有心脏肥大,是否存在心肌损伤或合并冠心病等。

另外要注意的是,年轻高血压患者应做肾上腺B超检查等。

(6)其他检查：如果怀疑患有肾血管性高血压的患者，应做这些检查，如血、尿皮质醇与醛固酮水平的测定，这对于鉴别内分泌性高血压也是必要的。

15. 测量血压的要领和注意事项

(1)最好在室温 20℃ 左右时测量。

(2)在测血压以前，受测者应不饮咖啡、酒、浓茶和吸烟，最好先休息半小时，并且精神要放松，排空膀胱。不要屏住呼吸，因为屏住呼吸可致使血压升高。

(3)轻轻打开血压计盒，将血压计调整到零点。

(4)患者采取坐式或卧式均可。测量时患者手臂平放，手心向上，上臂和心脏在同一水平线上，肌肉要放松。

(5)等排空气球内的空气后，再将袖带缠在右上臂肘关节上 2～3 厘米处，以在肘窝内侧能摸到肱动脉跳动为佳。然后，将听诊器听头放在动脉上，关紧气门，向气球内充气。测者应水平观察水银柱的高度。

(6)当气球快速充气，肱动脉脉搏消失后，再加压 30 毫米汞柱即可停止充气；然后打开气阀门，即可随着血压计指数的下降而测出其高压与低压的数值。

(7)一般情况下，测血压时，需要连续测定几次，求出的平均值即为血压值。两次血压测定至少要间隔 1 分钟。

(8)测量完毕，应把血压计恢复至零点，排空气球内的空气，关闭开关。

(9)放气时不能过快，否则会造成 6～8.03 毫米汞柱的误差。

（10）每次测压的基本体位应该是一样的。

（11）天冷时,不能卷起过多的衣袖。另外,袖带下缘不能低于肘横纹。

（12）老年人可卧床测血压,肥胖者应注意选择较宽的气囊袖带。

16. 中医怎样预防高血压

中医学认为,高血压发病与体质、情绪、生活失调有密切关系,因此预防高血压也应紧紧抓住这几个环节。

（1）要注意调节情志:保持心情开朗乐观,避免长时间的精神紧张,使精神情志有张有弛,肝气畅达,心旷神怡。调节情志首先要消除过分的奢望,恬淡虚无,遇事谦让,悲怒不生,自然精神愉快。要减少思虑,松弛紧张的情绪,消除噪声的干扰,保持精神舒畅。人逢喜事精神爽,喜悦能使人心旷神怡,消除精神疲劳,调节脏腑功能,从而减慢心率,降低血压。

（2）与人的体质因素有关:肥胖者预防高血压,应适当减肥,合理减少摄入饮食量,适当增加体力劳动和体育锻炼,以减轻体重,降低高血压发病的概率。有高血压家族史者或年龄在 40 岁以上的人,更应该定期进行健康检查,使高血压早期发现,早期治疗。

（3）要调摄好生活:应尽量做到生活规律有序。要注意调节饮食,少吃肥甘厚味,适当降低食盐的摄入量,控制辛辣刺激性食物的摄入量,不过饮浓茶、咖啡等饮料,忌烟或酒为好。中年以后更要保证睡眠,尽量少熬夜,并适度节制房事,减少过度损耗肾精,保持精气充沛、身体健康。

17. 为什么老年人易患高血压

通常情况下,随着年龄的增长,血压也有不同程度的升高。一般65岁以上老年人高血压患病率为50%,其中有很大一部分为单纯收缩期高血压。老年高血压的发病原因如下。

(1)老年人血管内膜增厚,血管弹性降低,常伴有动脉粥样硬化,这是造成老年人收缩期高血压的主要原因。

(2)老年人的交感神经活性高,血中肾上腺素水平比较高,但不易排出,易引起血压升高。

(3)老年人一般存在胰岛素抵抗和继发性高胰岛素血症。

(4)老年人腹部脂肪堆积和向心性肥胖容易导致高血压。

(5)老年人由于味觉功能减退,所以有很大一部分老年人喜食含钠高的食品,而高盐摄食极易引发高血压。

(6)老年人肾脏排钠能力不断降低。

18. 为什么要注意夜间血压升高

有些高血压患者,经过治疗以后,白天血压已正常或仅轻微升高,但夜里血压却明显升高。这种夜间血压升高的机制,目前还不很明确,据认为是由于睡眠之后,即交感神经兴奋性增加,当达到某一程度后,可使乙酰胆碱为递质的节后神经分泌去甲肾上腺素,引起血管收缩,血压升高。

当血压升高时,高血压患者可出现头晕、头痛、恶心、呕吐等症状,严重的血压升高,可引起脑出血而危及生命。在日常工作中,也常看到有些脑出血患者,其发病不是在活动较多的白天,而是发生在夜间睡眠中,这很可能是夜里血压骤然升高的结果。

19. 高血压患者不宜早晨锻炼身体

许多人喜欢晨练,其实,在城市中,清晨和傍晚的空气污染是最严重的,而中午和下午的空气相对较清洁。过早起床锻炼,对于高血压患者来说是不利的,由于血压存在"晨峰"现象,就是说,每天早上 7～9 时血压最易上升,心脑血管事件最易发生,所以有的患者早上不吃降压药外出到公园锻炼,可能会发生高血压脑病或卒中。因此,运动锻炼最好选择在上午 8 时以后或下午 5 时以后,时间以 30～60 分钟为宜。

20. 高血压患者忌听节奏快、刺激感强的音乐

音乐可以调节人体的神经功能,优美动听的音乐使人心情舒畅。但是,如长时间听节奏快、强烈刺激人体感官的音乐(如爵士音乐、摇滚乐),可使耳内末梢神经紧张,造成血管微循环障碍,使人体血液循环失调,引起血压升高。

所以说,高血压患者应该多听比较柔和的音乐。听音乐时,扬声器的声音忌开得太大。忌长时间戴耳机,因耳机长时间压迫末梢血管,也可引起人体血液循环失常、血压升高。

21. 高血压患者洗浴 6 忌是什么

（1）忌饭后立即洗浴：由于进食后大量的血液流向消化系统，如果高血压患者此时洗温水浴，会因皮肤血管的扩张和血流量的增加导致大脑和心脏的供血减少，发生心、脑血管意外。

（2）洗澡时忌动作过猛过快：特别是老年高血压患者的血管均有不同程度的硬化，如果突然下蹲或身体前倾动作过猛，容易发生脑血管意外或心肌缺血。

（3）水温忌过热：水温过热会使皮肤血管扩张，致使血压下降，易发生心、脑血管意外。

（4）洗澡时间忌过长：特别是用煤气、天然气等热水器的浴室内，时间一长，氧含量会发生明显的下降，二氧化碳含量会明显升高，对高血压患者是极其危险的。

（5）忌酒后洗澡：酒后洗浴可使血液中的葡萄糖在洗澡时因全身活动和血液循环加快而大量地消耗掉，同时酒精又能妨碍血液中葡萄糖的恢复，伴有高胰岛素血症的高血压患者更不容易恢复血液中的葡萄糖水平，而易引起休克。

（6）忌到公共浴室去洗温水浴：因为公共浴室内的水温通常都比较高，明显地超过体温。并且一般的公共浴室通风设备都比较差，使人感到闷热、呼吸不畅，这样会使血压明显上升，应在家里或到设备条件比较好的浴室去洗温水浴，并控制好水温。

22. 高血压患者不宜长时间看电视

据国外研究,电视机在工作时,其显像管会发射一种较强的电子束,对人体健康有一定的影响,尤其对血压的影响较大。长时间看电视后,可引起机体耗氧量增加和神经系统疲劳及感官能力减退,使人的工作效率下降。研究发现,连续看电视5小时以上时,血压明显升高。一般健康人在看过电视后不久,升压反应即消失,血压很快便恢复正常;但高血压患者的升压反应却可持续10~15小时,少数人还会出现颅内刺激症状,甚至诱发脑卒中或急性心肌梗死等。研究发现,所有高血压患者在看完电视之后,血压均上升,大约有1/3的患者的血压直至次日还不能恢复到原有水平。

因此,为了身体的健康和安全,不论是高血压患者还是正常健康人,看电视时均需注意以下几个问题。

(1)看电视时,室内光线不宜太暗,最好是有较弱的侧光照明。有些人喜欢关灯看电视,这种做法是不对的。

(2)避免电视画面"跳跃""闪烁"。惊恐悲切的情节,高血压患者以不看为宜。

(3)每次持续看电视的时间不应过长,控制在2小时以内为佳。中途应休息片刻,到室外走走,眺望远方,活动肢体,呼吸新鲜空气。

(4)看电视的距离以距电视机不少于1.5米为宜,眼睛视线的水平高于电视机屏面中心13°最为合适。

(5)看完电视后若有不适反应时,就应及时节制,以免造成不良后果。

23. 高血压患者过性生活应注意些什么

（1）性生活频率：一般来说应按以下标准掌握。

一期高血压患者病情比较轻，无明显症状者，可不必过多限制，每周1次无妨。

二期高血压患者，已有轻度心、脑、肾等脏器损害，此时房事应有所节制，以每2周1次为宜，且应在服用降压药保护下进行。性生活开始之前，最好先测量一下血压，若发现血压较高，可临时舌下含服硝苯地平10毫克，约过15分钟后再性交。

三期高血压患者，病情较重，血压多明显增高，且常呈居高不下状态，心、脑、肾等重要器官严重受累，并发症亦较多，此时即使有性生活也必须十分谨慎，若症状明显，血压又难以控制在安全水平内者，最好是停止过性生活。

（2）掌握性生活的时间：性生活时间最好安排在清晨，如星期天早晨。因早晨起床前血压水平较低，且经过一夜的充足睡眠之后，精力也较为充沛，加上早晨人体性激素水平比较高，有利于性活动，故以此时进行性生活为宜。

（3）性交动作注意事项：在性交过程中，动作宜轻缓，注意避免运动过于激烈，以防血压剧烈上升而发生意外。在性交体位上，应根据具体情况调整，如男方为高血压患者，可考虑采取女上位式，以减少运动量。在性交过程中，健康的一方应留意观察对方的反应，注意保护对方，一旦出现不适反应时，当立即终止性交。

（4）病情不稳定时避免性交：在病情不稳定，血压波动较大,且有上升趋势时,应暂时避免性交。待血压控制后,病情稳定,而且比较安全的情况下,才可以恢复性生活。

24. 高血压患者忌长时间接听手机

手机会在很大程度上导致血压升高。通过有关实验研究,手机所发出的射频电磁场会导致血压上升。

在一次医学实验中,被测试者都把手机放在右耳边,医务人员在不同的间隔时间内用遥控器启动他们的手机;然后,研究人员对他们的心脏功能和血压状况进行了测量。结果发现,持续35分钟的射频电磁场辐射使他们的血压升高5~10毫米汞柱。这一发现对高血压患者来说是个坏消息。高血压是导致心脏病和卒中的重要危险因素,而这两种疾病是发达国家居民最主要的死因。研究人员说,手机之所以导致血压上升,原因是射频电磁场造成的血管收缩。

25. 高血压患者宜适度哭泣

有一位心理学家曾做过一次调查,他把一些成年人按照血压的状况分为两组,即血压正常者为一组,高血压患者为一组;然后,一一调查他们是否哭泣过。调查结果表明:血压正常者中,87%的人悲伤时都哭泣过;高血压患者中,绝大多数是从不流泪的人。这虽然不能因此就断定血压变化与哭泣有关,但人在悲伤时哭一哭,对身体健康还是有好处的。痛苦的时候人自然会感到悲伤,这种情感不但会使人在精神上产生很大的压力,而且也会对人的生理产生一系列不良影响,会导致神经处于紧张状态、食欲缺乏、内分泌功能失调等。这种情感如果得不到发泄而强行压抑,就会使人的健康受到损害。如果悲痛欲绝时大哭一场,使悲伤之情得以宣泄,精神上可顿时觉得轻松得多,这对健康无疑是很有益处的。

因此,悲伤的时候尽可顺其自然地宣泄一下,不必强行抑制哭泣。

26. 情绪激动为什么会引起高血压

专家们指出,工作时需要高度地注意细节,但不能带来成就感,或者使人感到非常被动,自己没有主动权,还有缺少安全感等因素,也可能与高血压有关系。情绪激动,不论是愤怒、焦虑、恐惧,还是大喜大悲,都可能使血压一时性升高,其原因是神经、精神因素引起高级神经活动紊乱,致使调节血压的高级自主神经中枢反应性增强,血液中血管活性物质,如儿茶酚胺等分泌增多,小动脉痉挛收缩,血压升高,因此注意控制情绪,对防止高血压的发生和发展有十分重要的意义。那么,情绪激动时血压为什么会升高,稍静下来又能恢复呢?原因是情绪属于高级神经活动,人在情绪激动时,在大脑皮质的影响下,可兴奋中枢神经,使交感-肾上腺系统的活动明显增强。此时,不仅普遍的交感神经末梢所释放的神经递质去甲肾上腺素增多,由肾上腺髓质分泌入血液的肾上腺素量也大大增加。在交感神经和肾上腺素的共同作用下,一方面,心脏收缩加强、加快,心排血量增多;另一方面,身体大部分区域的小血管收缩,外周阻力增大。由于心排血量增多和外周阻力加大,于是血压升高。稍安静后,一方面来自大脑皮质的神经冲动减少,交感-肾上腺系统的活动减弱,使血压有所下降;另一方面,当血压升高时,还可通过主动脉弓和颈动脉窦压力感受器反射,使血压恢复正常。

主动脉弓和颈动脉窦具有感受血压变化的压力感受器。正常血压波动,对这些压力感受器即有一定的刺激作用,神经冲动分别沿主动脉神经和窦神经传入延髓,调整心血管运动中枢的紧张性,以保持动脉血压的相对恒定。当动脉血压升高时,主动脉弓和颈动脉窦压力感受器所受到的神经冲动增强,使心抑制神经中枢的紧张性降低,由心交感神经和交感缩血管神经传出的冲动减弱,由心迷走神经传出的冲动增多,结果心跳变慢,心排血量减少,外周阻力减小,血压恢复正常。所以,高血压患者应保持心平气和,忌情绪过于激动。

27. 笑有利于血压的调节

俗话说:"笑一笑,十年少。"笑是人们心理和生理健康的标志之一。科学研究表明,情绪是脑的一种化学反应。简单地说,情绪不好,诸如易怒、焦虑等会把有害的物质带给肌肉、神经和其他组织。笑能调节人们的心理活动,能消除诸如苦闷、气恼等各种不良情绪,还能增添生活的色彩,增加家庭欢乐的气氛。

笑也是自我保健的一帖良药,因为笑能促使人体的膈肌、腹部、胸部、心脏和肝脏等运动,起到清除呼吸系统中异物、刺激肠胃、加速血液循环、提高心跳频率的作用;笑能产生良好的心理和精神作用,改善紧张、厌烦、内疚等消极情绪;笑还能促进肾上腺素等激素的分泌,对机体产生有益的影响。所以,

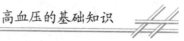

多欣赏小品、相声,做到笑口常开,对高血压患者来说,也有一定的保健作用。当然,欣赏小品、相声也应该有所节制,喜笑过度则对人体健康不利。

28. 跳舞对高血压患者有益

跳舞是有节奏的全身运动,它具有舒筋活络、流通气血、滑利关节、改善机体功能等作用。由于跳舞多在音乐伴奏下进行,音乐与舞蹈的有机结合,其功效就不仅仅是两者的简单相加,而是具有更广泛的整体效应。

有些舞蹈在大多数情况下是需要踮起脚尖的,如跳交谊舞时,脚尖着地的机会就较多,这种姿势不但使小腿肌肉和足踝关节得到了较好的锻炼,而且还通过反射作用于大脑以调节血压,从而达到降血压的效果。跳舞有素者常有这种体会,当紧张工作之余,走进舞厅时,便会有轻松愉快、心旷神怡之感,这对高血压患者来说无疑是有益的。

跳舞对高血压虽有很好的疗效,但应注意以下几点。

(1)必须把跳舞看成是一种健身治病的锻炼手段,而不应单纯把它看作是一种文化娱乐活动,并且应该做到持之以恒。

(2)高血压重症或心脑并发症及年迈体衰者,跳舞时间不要过长,更不可跳激烈的舞蹈动作。

(3)舞场音量要适中,以轻柔缓慢的舞曲为宜,切忌放摇滚或节奏过于激烈的音乐等。

(4)跳舞应在饭后半小时进行,切忌饭后立即跳舞。

29. 玩健身球有利于高血压患者

健身球,俗称铁球,是中国的传统健身术。有关专家曾对理疗科的高血压住院患者进行了系统的观察,发现每天用手掌旋转健身球 30 分钟,逐渐增至 1 小时,3 个月后,收缩压平均下降 20.3 毫米汞柱(2.7 千帕),舒张压平均下降 9.8 毫米汞柱(1.31 千帕),自觉症状也有明显改善。其中,有 2/3 的患者锻炼健身球后完全停服降压药物,1/3 的患者服药量减少。这说明健身球运动对高血压确有治疗效果,是一种无创伤、无痛苦、简便易行的自然疗法。

健身球运动为什么能降低血压呢?其机制是用手旋转健身球时,通过健身球对手部少阴心经的少府穴和手厥阴心包经的劳宫穴的刺激,可疏通经络,调节神经功能,解除精神紧张,促使身心恢复;空心健身球在旋转时可发出高低音相间的悦耳的叮咚声,对大脑是一种良好的刺激,也有利于解除大脑紧张。因此,经常旋转健身球,不仅可以使经络保持疏通,气血保持通畅,还可以使血管扩张,微循环改善,从而调节心血管功能,促使血压下降。

30. 高血压患者日常自我保健方法

自我保健首先可以安排一些有益于身心健康,消除紧张因素,保持血压稳定的活动。种花草、养鸟养鱼、听音乐、学书法、绘画、钓鱼等,均可陶冶情操,宁心怡神。

(1)按摩保健:按摩头部,用两手食指或中指擦抹前额,再用手掌按擦头部两侧太阳穴的部位;然后将手指分开,由前额向枕后反复梳理头发,每次 5～10 分钟。按摩头部可以清头目,平肝阳,使头脑清醒,胀痛眩晕消减,头部轻松舒适,血压随之下降。

(2)洗足敷药:晚上临睡前,用温水洗脚泡脚,洗泡过程中可以按足心涌泉穴,揉搓足趾,洗后用药粉(牛膝 30 克,吴茱萸 5 克,研为细末,分 10 次外用)醋调后以胶布外敷于足心,第二天清晨除去。洗足敷药具有补肝肾、平肝阳、引火归原的作用,对顽固性高血压有效。

(3)倒捏脊俯卧立:请家属或助手从大椎向腰部方向捏脊。用两手食指和拇指沿脊柱两旁,用捏法把皮肤捏起来,边捏边向前推进,由大椎起向尾骶腰部进行,重复 3～5 遍。倒捏脊法可以舒通肾脉,降低血压。

(4)捏肚腹:患者仰卧,两手重叠加压,按顺时针方向按揉腹部,每次 3～5 分钟。揉肚腹可以疏通腹气,健脾和胃,调节升降,有降血压的作用。

(5)其他:可以进行日光浴、森林浴、泉水浴等自我保健活动。各项自我保健均应坚持长期进行,才会有明显效果。

31. 高血压治疗中有哪些常见误区

(1)以自我感觉来估计血压的高低:这种做法往往是不可靠的,特别是长期高血压的患者,他们对高血压已产生了"适应",所以即使血压明显增高,患者仍不出现任何不适感觉,这就可能延误治疗,严重地威胁患者健康。正确的做法是:高血压患者应主动定期测量血压,如 1～2 周至少须测量一次血压。

（2）用药不规则，断断续续服药：导致血压不稳定，甚至一个时期内使血压处在较高的水平。

（3）血压一下降，便立即停药：这种不正确的服药方法，即服药－停药－服药，结果导致血压出现升高－降低－升高，不仅达不到治疗效果，而且由于血压出现较大幅度的波动，将会引起心、脑、肾发生严重的并发症，如脑出血等。

（4）单纯依赖降压药，不做综合性治疗：高血压多属多因素造成，因此治疗也必须采取综合性治疗措施，否则往往治疗不满意，或达不到理想的治疗效果。

治疗高血压除选择适当的药物外，还要注意劳逸结合；少盐，避免紧张和情绪激动，适当参加文体活动，减轻体重等。

（5）长期盲目服用一种类型的降血压药：不少药物长期服用都会降低疗效，产生耐药性，并易出现药物不良反应。此外，不同的患者，须根据其病程、年龄、个体差异、脏器功能情况，选择适当的药物治疗。

（6）血压只是偏高，自认为不值得治疗：一般来说，成年人的血压超过 140/95 毫米汞柱（18.6/12.6 千帕）以上，即可认为患有高血压，但部分早期高血压患者，血压处在以上标准的边缘，因此往往不被重视。事实说明，这种轻度高血压同样对机体会产生危害。

（7）不根据具体情况，一味追求血压达到正常水平：老年人（指 60 岁以上者）均有不同程度的动脉粥样硬化，主要涉及心、脑、肾。为此偏高的血压，有利于这些脏器的血液供应，如果不顾年龄及患者的内在情况，而一味要求将血压降到正常水平（或者年轻人所具有的标准血压），势必影响到上述脏器的功能,因此反而得不偿失。

32. 高血压的饮食疗法包括哪些内容

(1)低盐:流行病学调查资料都强调钠盐在高血压发病因素中的重要性。通过限盐则可减少细胞外液量及血管细胞壁内的钠离子含量,降低血管的反应性及外周阻力,从而达到降压的目的。故限盐是目前学者们十分强调的一级预防方面的重要措施,在高血压防治中具有重要意义。世界卫生组织建议,每人每日的合理摄盐量为3~5克。

(2)低脂、低胆固醇:高血压患者应吃低动物脂肪、低胆固醇的饮食,摄食的脂肪要平衡,以尽量食用含不饱和脂肪酸较多的植物油为宜,如菜油、豆油、香油等。

(3)高蛋白:医学研究证明,高蛋白饮食有预防脑卒中的效果,其机制与直接降压作用、增加尿钠排泄和改善动脉壁的弹性有关。故高血压患者宜提倡多吃鱼、瘦肉、豆类及豆制品等,尤其应注意增加鱼类等优质蛋白的摄入。

(4)高钾:有报道认为,钾有降低钠离子的升压效应作用。水果、蔬菜中钾的含量高,如香蕉、苹果、冬瓜及绿叶蔬菜等,均含有大量的钾,故多食蔬菜、水果对预防和治疗高血压是有益的。

(5)高钙:近年来的研究发现,缺钙是高血压发病的重要原因。因缺钙可使血管平滑肌的细胞膜对升压物质的敏感性增加,并使血管外周阻力增大,从而导致血压升高。国外有人对补钙对高血压的直接影响进行对照试验,如果高血压患者每天补充1克钙,连用8周即可使血压明显下降。有资料表明,牛奶消费多的地区,其高血压发生率低,此乃牛奶中含钙较高之故。有人认为,倘若将每日膳食中的钙增加到 1.5 克,可使 45%～50% 的高血压患者获得显著的降压效果。因此,高血压患者宜多吃些含钙较多的食物,如豆类及豆制品、奶类、肉骨头、海鲜鱼类和新鲜蔬菜等。

(6)多食蔬菜、水果:据研究,许多蔬菜和水果有一定的降压作用,如芹菜、菠菜、冬瓜、西红柿、香蕉、苹果、柿子、梨、橘子等,均具有不同程度的降压功效。高血压患者经常选择多吃些蔬菜和水果是大有裨益的。

(7)控制体重:临床资料证实,减肥肯定有利于降压。因此,必须尽量控制体重,减轻肥胖,尽可能使体重保持在标准体重以内。其具体措施包括控制饮食的量,多吃新鲜蔬菜和水果,注意蛋白质的合理搭配,少食甜食、动物脂肪和胆固醇含量高的食物,同时还应配合适度的运动。

(8)限酒:酒精(乙醇)的摄入量与高血压有密切关系,特别是与收缩期血压关系更大。一般认为,长期中等量以上饮酒者会引起高血压、高血脂和血管损害等,并可导致严重的心、脑并发症。统计学分析结果提示,男性 5%～10% 的高血压是由饮酒而引起的。每日饮酒量在 60～80 克以上的人,高血压患病率明显高于不饮酒或少饮酒者。故限酒已被公认为高血压的非药物治疗措施之一。尤其是老年高血压患者,多数伴有动脉硬化,血管弹性差,更应注意。一般每日饮酒量不应高于 30 克酒精,倘若降至这一水平仍有升压表现者,当以戒酒为宜。

33. 多吃盐为什么可使血压升高

(1)饮食中钠摄入量增加,可使过多的钠离子在体内潴留,钠潴留必然导致水潴留,使细胞外液量增加而使血压增高。

(2)细胞外液中钠离子增多,细胞内外钠离子浓度梯度加大,则细胞内钠离子也增多,随之出现细胞内水肿。小动脉壁平滑肌细胞的肿胀致管腔狭窄,总外周阻力加大,血压增高。

(3)细胞内钠离子增多,抑制钠-钾交换,从而使更多的钙经电压敏感性钙通道进入细胞内。血管平滑肌细胞内钙增多,平滑肌收缩,外周阻力加大,血压升高。

(4)细胞内钠离子增多使细胞内外钠的电化学梯度减小,从而减少了经钠-钙交换机制的钙外流。

(5)交感神经末梢突触前膜细胞内钠离子增多,触发钙依赖性的去甲肾上腺素的释放,去甲肾上腺素又使储存的钙释放。

(6)高钠的摄入增加了对外源性去甲肾上腺素升压作用的敏感性。

(7)高钠的摄入增加了血管壁上血管紧张素Ⅱ受体的数目。

(8)高钠的摄入增加肾脏 α_2 受体的数目。

(9)高钠摄入兴奋交感神经中枢,增加下丘脑去甲肾上腺素的含量及摄取,增大对下丘脑神经元刺激的升压反应。

34. 哪些蔬菜具有降血压作用

(1)芹菜:取鲜芹菜250克,洗净后用沸水浸泡约3分钟,切细捣碎,取汁饮用,每日1小杯,每日2~3次。具有降压、镇静、利尿作用。

(2)菠菜:中医学认为,菠菜味甘性冷滑,具有补血、活血、健脑、利五脏、通胃肠、调中气、止烦之功效。主要用于治疗高血压、糖尿病、红眼病、便秘等。其用法是将新鲜菠菜洗净,置沸水中浸泡约3分钟,以香油伴食,每日2~3次。可治高血压头痛、面赤、目眩。

(3)大蒜:大蒜所含大蒜苷具有降压效应。每日清晨空腹吃糖醋大蒜1~2个,并可同时喝些浸泡大蒜的糖醋汁,连服半个月,可使血压下降。

(4)西红柿:西红柿又名番茄,是一种深受人们喜爱的蔬菜,内含多种营养成分,如西红柿素、糖、维生素A、维生素B、维生素C、维生素P、矿物质(钙、磷、铁、铬)及有机酸和酶等。其中维生素C的含量是苹果的3~4倍,故在国外人们誉之为"金色苹果"。其性平味甘酸,有清热平肝、凉血降压、生津止渴、开胃消食之功。每日早晨空腹吃鲜西红柿1~2个,对高血压的防治颇为有益。

(5)藕:可治高血压伴头胀、心悸、失眠等,每日取藕节3~4个,水煎服,14天为1个疗程。

(6)木耳:黑白均可,以清水浸泡12~24小时,加冰糖适量,蒸1~2小时,临睡前服。

(7)茭白:又名茭笋,性味甘、凉、滑,有利尿、降压、止渴等作用。取鲜茭白30～60克,加芹菜30克,水煎服,14天为1个疗程,停7天后可再服14天。

(8)葫芦:鲜葫芦捣烂取汁,以蜂蜜调服,每次1小杯,每日2次,7天为1个疗程。

(9)海带:海带是一种营养丰富的海产品。据测定,每100克海带中含碘24毫克、蛋白质8.2克、糖类56.2克、钙1 177毫克、磷216毫克、铁150毫克及少量的脂肪,这是一般蔬菜所不及的。另外,海带中还含有一定量的胡萝卜素、B族维生素、褐藻胶、甘露醇及多种微量元素,对维持人体健康和治疗高血压等都有很大的好处。可用海带30克,决明子15克,水煎后吃海带喝汤,每日1次;或海带30克,绿豆60克煮熟后顿服,每日1次。

(10)南瓜:南瓜营养丰富,内含淀粉、蛋白质、多种维生素与矿物质(钙、磷、钾等)。近年来的研究发现,常食南瓜对防治高血压、糖尿病有较好的效果。

(11)黄瓜:黄瓜味甘性寒,功能为止渴、消暑、提神、利尿、除湿、润肠、镇痛。据分析,黄瓜中含有蛋白质、脂肪、糖类、矿物质(钙、磷、铁)和维生素A、B族维生素、维生素C等,营养价值较高。近年的研究表明,黄瓜有降低血压和减肥的作用。黄瓜凉拌或炒熟吃均可。亦可用干黄瓜藤15克,煎汤服,每天3次。

(12)冬瓜:现代医学对冬瓜的药用价值给予了肯定,同时还发现其维生素C含量较多,且含钾高而含钠低。因此,它又是高血压、肾病及其他需要限钠饮食患者的理想蔬菜。

(13)洋葱:近些年来,洋葱在日本身价倍增,高血压患者争相食之。据研究,洋葱有显著的降压作用,其所含的槲皮苷素还有很强的利尿功能。高血压患者经常食用洋葱,有助于稳定血压,改善血管弹性。

(14)茄子:根据颜色的不同,茄子有白茄、紫茄、青茄、花茄之分,其中以紫茄和白茄最佳。茄子所含营养成分主要有蛋白质、脂肪、糖类、维生素 A、B 族维生素、维生素 C、维生素 P、矿物质(钙、磷等),故常吃茄子对高血压、动脉硬化等心脑血管疾病有一定的治疗效果。

(15)胡萝卜:胡萝卜含有大量的胡萝卜素和维生素 C、糖类和矿物质,具有很高的营养价值,故被人们誉为"小人参"。现代医学研究发现,胡萝卜对高血压有较好的治疗作用。可将胡萝卜洗净,捣烂取汁,加蜂蜜少许,每次服 100 毫升,每日 3 次。

35. 哪些水果具有降血压作用

(1)香蕉:含淀粉、果胶、维生素 A、B 族维生素、维生素 C、维生素 E 等物质,能清热降压,利尿解酒。香蕉中含有大量的钾,能促进体内钠离子和水分的排泄,减少血容量而使血压降低;其所含丰富的维生素 C、维生素 P、维生素 E,可增加血管壁的弹性,促进胆固醇代谢,预防动脉硬化等。一般可每日吃 3~5 只。

(2)西瓜:西瓜营养丰富、味道甘美。近代医学发现,西瓜中所含的苷和酶,有利尿、降压的功能,对于高血压、慢性肾炎等有一定的辅助治疗作用。

(3)苹果:内含苹果酸、枸橼酸、维生素 A、B 族维生素、维生素 C 等 10 多种营养素。常食苹果可改善血管硬化,有益于食盐过多的高血压患者。据报道,在高血压高发地区,常吃苹果者则很少发生高血压。究其原因,就在于苹果中含有大量的钾。故常吃苹果对高血压的防治有一定好处。

(4)柿子:其性寒、味甘涩,功能清热止血、生津润燥、祛痰止咳。高血压患者常可食之,或用生柿取汁,以米汤或牛奶调服,每次服半杯;亦可用柿叶泡水当茶喝,长期服用。

(5)梨:具有凉血降火、养阴解渴、降压除烦之功能。高血压患者有头晕目眩、心悸耳鸣时,食之颇宜。

(6)橘:内含大量维生素 C,其橘络还含有维生素 P,常食久服对高血压患者有利。橘含大量维生素 C、枸橼酸及葡萄糖等 10 多种营养素。对慢性肝炎引起的高血压,蜜橘可以提高肝脏解毒作用,加速治疗由胆固醇引起的消化功能紊乱。

(7)山楂:山楂所含的解脂酶能扩张血管,降低血压,软化血管,降低胆固醇。鲜山楂富含枸橼酸、苹果酸、琥珀酸,有降压、安眠、清热、生津作用。用山楂(鲜者尤佳)10 粒,捣碎后加白糖适量,水煎常服;或以山楂 12 克切片后炒焦,加决明子12 克,白菊花 9 克,开水冲泡,代茶饮,有益降压。

(8)荸荠:用鲜荸荠、海蜇皮(洗去盐分)各 30～60 克,煎汤代茶饮,有很好的降压作用。

(9)葡萄:营养价值较高,富含葡萄糖、氨基酸、酒石酸、柠檬酸、苹果酸、果胶、维生素 C 和矿物质(钙、磷、铁)等物质,对维持人体健康和延年益寿大有裨益。高血压患者宜常食之。

(10)大枣:据分析,鲜枣内含糖 20%～36%,干枣达55%～80%,100 克鲜枣内含维生素 C 380～600 毫克,比柑橘高 7～10 倍;维生素 P 的含量也非常高,比公认富含维生素 P的柠檬还高 10 余倍。维生素 P 能健全毛细血管的功能,对高血压及其他心血管疾病患者颇为有益。

第一法　饮食疗法

1. 饮食疗法简介

利用食物进行预防和治疗疾病的方法,叫作饮食疗法,又称食物疗法。这种方法具有取材便利,简单易行,疗效显著,安全无毒,服无痛苦,不花钱或少花钱,不出家门就可自疗等优点。

2. 根据中医特点正确运用饮食疗法

(1)首先确定疾病的性质,也就是说对疾病要有明确的诊断。

(2)在明确诊断的基础上,根据疾病的情况选择适当的食物。

(3)中医学认为,食物分为酸、苦、甘、辛、咸五味。五味入五脏,即酸入肝,苦入心,甘入脾,辛入肺,咸入肾。根据这些认识,可用不同的味去补相应脏器的不足。但是也不能过度,太过了则产生相反的作用,如过咸伤肾,过酸伤肝,过甜伤脾等。

古人还有"以类补类"的说法,即以肝补肝,以心补心,以肺补肺,以肾补肾等。如夜盲症,中医学认为,肝开窍于目,食用动物的肝脏可补人之肝以明目。

(4)不同的疾病适宜不同的饮食。据元代忽思慧的《饮膳正要》载:肝病,宜食粳米、牛肉、葵、枣之类;心病,宜食小豆、狗肉、李、韭之类;脾病,宜食大豆、猪肉、粟、藿之类;肺病,宜食小麦、羊肉、杏、薤之类;肾病,宜食黄黍、鸡肉、桃、葱之类。又据宋代医家陈直的《奉亲养老新书》载:气虚之人,宜食牛乳、猪肚、羊肉、羊肝、粳米、胡麻油等;眼病患者,宜食羊肝、猪肝、鸡肝、鸡蛋、芡实、粳米、莲子等;虚劳患者,宜食牛乳、牛油、母鸡、羊肾、鹿肾、羊骨髓、羊肉、鸡蛋、山药、粳米、蜂蜜、大枣、小米等;耳聋耳鸣患者,宜食猪肾、羊肾、鲤鱼脑、粳米、大葱等;脾胃虚弱,宜食白面、小米、生姜、羊肉、羊血、鸡肉、猪肚、鲫鱼、大葱等;发热烦渴,宜食大麦、小麦、粳米、青豆、冬瓜、牛乳、野鸡等;泻痢,宜食黍米、青粱米、粳米、黑豆、鸡肉、鲫鱼等;水气,宜食鲤鱼、水牛肉、薏苡仁、赤小豆、青粱米、大豆、粳米等;喘嗽,宜食大枣、青粱米、蜂蜜、甘蔗汁、砂糖、鹿骨髓等;脚气,宜食粳米、薏苡仁、栗子、菠菜、猪肚、猪肾、鲤鱼、乌鸡、水牛肉等;诸淋,宜食白蜜、藕汁、小麦、青豆、葵菜、葡萄汁等;诸痔,宜食鲤鱼、杏仁、野猪肉、鲇鱼肉等;诸风(脑血管疾病),宜食黑豆、大豆、青粱米、大蒜、乌鸡、薏苡仁、生姜、白羊头等。根据这些前人的经验,可在食疗时作为参考。

3. 饮食疗法应注意哪些禁忌

食物疗法总体上说没有禁忌证,但有些病症对某一类饮食是不适宜的。

古人认为:辛走气,气病勿多食辛;咸走血,血病勿多食咸;苦走骨,骨病勿多食苦;甘走肉,肉病勿多食甘;酸走筋,筋病勿多食酸。

古人还认为:肝病应禁食辛,心病应禁食咸,脾病应禁食酸,肺病应禁食苦,肾病应禁食甘。

有些书说得更为具体,如葛洪的《肘后方》认为,痢疾应禁食猪肉和冷水。孙思邈的《千金方》和王焘的《外台秘要》均认为,消渴病(包括糖尿病)应禁食猪肉、油炸物及肥肉。贾明的《饮食须知》认为,水肿病应忌盐。《外台秘要》认为,黄疸病应忌食猪肉、羊肉、酒、醋、冷水、蒜、葱。《小儿卫生总微论方·食忌论篇》认为,孕妇不能吃螃蟹、豆酱及藿香、生姜,小儿不可多吃栗子、蕨菜、芡实、黍米、荞麦、鲟鱼、炒豆、猪肉等。这些饮食禁忌,可作为食疗的参考。

还有个别人,对进食某种食物有反应,如有人吃鸡蛋即腹痛,有人吃花生则腹痛。像这样对某人能引起不良反应的食物,应列为此人的食疗禁忌。

4. 饮食疗法注意事项

(1)注意保护脾胃功能:中医学认为,"脾胃为后天之本,为生化气血之源"。脾胃如果健康了,其他疾病的恢复也就有了希望,所以在施行食疗时,应时刻注意调理和保护脾胃功能。

(2)注意饮食时间:古人主张"早饭要好,中饭要饱,晚饭要少",也就是"朝不可虚,暮不可实"之意。饮食要定时,饭前要保持精神愉快,吃饭时不要看书和看报,以免影响食欲和消化功能。

（3）注意进食的数量与质量：一般来说，患者的脾胃功能较弱，所以古人曾提出"宁少毋多，宁饥毋饱，宁迟毋速，宁热毋冷，宁零毋顿，宁软毋硬"六要诀。总之，食疗应以营养丰富而全面、容易消化吸收的饮食为宜。

（4）注意饮食宜忌：患者最好的饮食是牛奶与粥。牛奶性平，能补血脉、益心气、长肌肉，令人身体健壮，肌肤润泽，目光敏锐。粥能宽肠胃，生津液。如粥中加入有治疗作用的食品或药物，则可治疗多种疾病。粥中加入莲子成为莲子粥，可治疗心神不宁；加入山药，则成山药粥，可以补脾肺，治咳喘，疗虚劳；加入薏苡仁，则成薏米粥，可治疗手足挛急疼痛、腹泻和脾虚水肿；加入大枣、黄芪，则成黄芪大枣粥，可治疗气血不足、脾虚泄泻和水肿、慢性肝炎等。陆游曾有《食粥》诗一首："世人个个学长年，不知长年在目前。我得宛丘平易法，只将食粥致神仙。"张安道曾著《粥经》一书，对粥的种类、用法、益处等论述甚详。

在食疗时，还应注意饮食禁忌。过咸或刺激性食物，对患者多不适宜。过咸能泻肾水、损真阴；大热辛辣之味能损元气。油腻等不宜消化的食物，患者均不宜食用。

5. 常用饮食疗法之靓汤

三耳汤

【原　料】　银耳、木耳、侧耳（干品）各10克，冰糖30克。

【制　作】　将银耳、木耳、侧耳泡发，洗净，放入碗内，加冰糖和水适量，上屉蒸1小时即可食用。

【功　效】　此汤黑白相间,色泽分明,味道可口,为燥热干咳、咳出血丝、肺肾阴虚之喘息的汤中珍品。适用于高血压、血管硬化等病症。

【说　明】　银耳、木耳、侧耳含有蛋白质、脂肪、钙、磷、铁及维生素 B_1、维生素 B_2、胡萝卜素等多种营养成分,能健脑润肤。

竹笋银枸里脊汤

【原　料】　银耳10克,枸杞子、猪里脊肉、竹笋和胡萝卜各30克,黄瓜1条,鸡汤、食盐、味精、料酒、淀粉各适量。

【制　作】　银耳用温水泡发,洗净;猪肉切丝,并用淀粉拌和;竹笋、胡萝卜和黄瓜洗净,切丝。锅上火,将上料放入鸡汤中大火煮沸,改小火炖30分钟,再加入枸杞子,煮沸,用淀粉勾芡即成。

【功　效】　此汤色彩绚丽,鲜嫩脆爽。具有滋补肝肾、降血糖和降血压等作用。适用于高血压、冠心病、糖尿病等。

玉竹鱼头汤

【原　料】　大鱼头(重约400克)1个,玉竹50克,姜片3克,绍酒15克,食盐6克,味精3克,胡椒粉0.5克,花生油25克。

【制　作】　玉竹洗净,用清水浸片刻,滤去水后,放入炖盅内;把大鱼头剖为两半,洗净,抹去水分。用油起锅,放入大鱼头煎至两面呈金黄色,洒入绍酒,取出鱼头放入炖盅里,加入食盐、味精、姜片、沸水750毫升,放入蒸笼中炖30分钟,取出,去掉姜片,撒入胡椒粉即成。

【功　效】　此汤汤鲜味美,有滋阴补肾、定眩之功。适用于肾阴不足,虚风内动而致高血压、眩晕耳鸣,腰膝软萎等。

五味排骨降压汤

【原　料】　番茄1个,海带50克,葱头1个,绿豆100克,紫菜1块,猪排骨250克,酱油、食醋、食盐、味精各适量。

【制　作】　先将紫菜在温水中浸软,去泥沙,洗净;排骨洗净并剁成小块;葱头去皮,切丝;海带洗净,在醋水中浸软,切成小段;番茄洗净,切片入碗;绿豆洗净。然后除番茄、葱头及调料外,将其他原料一起入锅,加水大火煮沸后改小火煨至排骨、绿豆熟软,加入葱头,再煮沸后将番茄放入,同时捞出排骨,继煮片刻后调入食盐和味精即成。排骨调入食盐、酱油、味精佐餐食。

【功　效】　清肝明目降压。适用于高血压患者。

海带绿豆汤

【原　料】　绿豆150克,海带60克,冰糖20克。

【制　作】　绿豆洗净,海带在淡醋水中浸软后洗净,切条,一起放砂锅内,加适量水,用大火煮沸,再改用小火煨至豆烂、海带软,加入冰糖溶化即成。

【功　效】　具养阴清热、降压、利尿之功效。适于高血压患者食用。

【说　明】　海带性凉,有消炎退热作用,富含碘质,被称为"碘的仓库"。以海带煨汤有清凉滋润之效,它能软坚、利尿、降压。海带中的提取物褐藻素还能防止放射性物质锶的吸收,有预防白血病的作用。海带根可治疗慢性气管炎。海带与绿豆同食可增强其降血压功效。

红花杞子鸡汤

【原　料】　童子鸡1只，红花6克，枸杞子15克，生姜、黄酒、食盐各适量。

【制　作】　将鸡宰杀后去毛，剖腹去肠杂、内脏后洗净；枸杞子洗净，生姜洗净并切片；将枸杞子、红花放鸡腹内。把鸡置锅内，加入食盐、生姜、黄酒等调料和适量水，入锅隔水清蒸至鸡肉熟烂即可。

【功　效】　有降低血脂、改善冠状动脉循环和营养心肌的作用。适于肾虚不足、肝肾阴虚的高血压患者食用。

红枣冬瓜肉丸汤

【原　料】　猪前腿肉250克，鸡蛋1个，冬瓜500克，豆粉10克，蒜瓣10克，大枣（干、去核）50克，胡椒粉、食盐、味精、生姜、花椒油、鲜汤各适量。

【制　作】　冬瓜去皮、瓜瓤和子后洗净，切成5厘米长、3厘米宽的块；生姜洗净，拍破。猪前腿肉去骨，洗净，切条绞烂后放入碗内，加鸡蛋、豆粉、食盐和胡椒粉，调匀。鲜汤倒入锅中，煮沸后加入冬瓜、大枣、生姜和蒜瓣，煮20～30分钟，待冬瓜熟软，再将调好味的肉馅团成肉丸下锅中，起锅时放花椒油和味精。

【功　效】　此汤味鲜美，肉丸滑嫩，入口净爽，大枣带甜味。有健脾开胃、补血、利尿消肿、防癌抗癌的功效。适用于高血压等症。

木耳酸菜肉丝汤

【原　料】　猪瘦肉 200 克,木耳 25 克,酸菜(泡青菜)200 克,三七粉 5 克,食盐、胡椒粉、花椒、鲜汤、味精、酱油、生姜各适量。

【制　作】　木耳泡发后洗净,酸菜切成丝,生姜洗净、拍破;猪瘦肉洗净,横刀切成丝盛碗内,加适量酱油、豆粉、食盐调匀。鲜汤倒入锅中,煮沸后下木耳、生姜、花椒、胡椒粉和酸菜丝,煮沸一段时间,再放入调好味的肉丝,轻轻搅散,熟后起锅放入味精,佐餐时取三七粉与汤共食。

【功　效】　此汤肉鲜香滑嫩,汤酸咸适口。能开胃解腻,生津止渴,润肺补脑。适用于高血压、血管硬化等病症。

6. 常用饮食疗法之仙粥

洋葱肉丝粥

【原　料】　洋葱 120 克,猪瘦肉 60 克,大米 100 克。

【制　作】　将洋葱洗净,切成碎末;猪瘦肉切丝;大米淘洗干净。锅内加水适量,放入大米、猪肉丝,煮至粥八成熟时加入洋葱末,再煮至粥熟即成。

【功　效】　化湿祛痰,和胃下气,解毒杀虫。适用于高血压、糖尿病、胃脘冷痛、动脉硬化、食积不化等症。

香菇松仁粥

【原　料】　水发香菇 150 克,松仁 30 克,大米 100 克。

【制　作】　将水发香菇去蒂,洗净,切成小块;松仁、大米去杂,洗净。锅内加水适量,放入松仁、大米煮粥,五成熟时加入香菇块,再煮至粥熟即成。

【功　效】　清肺止咳,降糖通便。适用于高血压、高脂血症、神经衰弱等,对防治心血管疾病极为有益。

菠菜玉米粥

【原　料】　菠菜150克,玉米糁100克,咸鸭蛋1个。

【制　作】

(1)将菠菜洗净,放入沸水锅内焯2分钟,捞出过凉后沥干水分,切成碎末。

(2)锅内加水适量,煮沸后撒入玉米糁(边撒边搅拌,以防粘连),煮至八成熟时,撒入菠菜末,再煮至粥熟即成。食时佐以咸鸭蛋。

【功　效】　养血止血,敛阴润燥,下气通畅。适用于高血压、消渴、便秘、便血、鼻出血、夜盲等症。

菊花山楂粥

【原　料】　鲜菊花30克,山楂60克,大米100克,白糖30克。

【制　作】

(1)将鲜菊花去蒂,洗净;山楂洗净,去核,切片;大米淘洗干净。

(2)锅内加水适量,放入大米煮粥,八成熟时加入山楂片、鲜菊花,再煮至粥熟,调入白糖即成。

【功　效】　散风清热,平肝明目,调利血脉。适用于高血压、冠心病、风热感冒、头痛眩晕、目赤肿痛、眼目昏花,以及高脂血症、动脉硬化等疾病。

木耳豆腐粥

【原　料】　木耳 20 克,豆腐 120 克,大米 100 克,姜丝 2 克,蒜片 15 克,食盐 2 克,味精 3 克,香油 2 克。

【制　作】

(1)将木耳用清水泡发,去杂,洗净,撕成小片;豆腐切成小块;大米淘洗干净。

(2)锅内加水适量,放入大米、豆腐、姜丝、食盐煮粥,八成熟时加入木耳片、蒜片,再煮至粥熟,调入味精、香油即成。

【功　效】　此粥有清热解毒、滋阴润燥的功效。适于高血压、冠心病等患者食用。

山楂莲子粥

【原　料】　山楂 10 克,莲子 10 克,糯米 100 克,白糖适量。

【制　作】

(1)山楂去核,洗净;糯米淘洗干净;莲子去心,淘洗干净。

(2)锅置大火上,注入适量清水,倒入山楂、莲子,煮沸后放入糯米,继续煮沸后改小火慢慢熬煮至米粒开花粥汤渐稠时,调入白糖,拌匀即可食用。

【功　效】　消油腻肉积,活血祛瘀。适用于高血压患者。

核桃菊花粥

【原　料】　大米 100 克,菊花 15 克,核桃仁 15 克。

【制　作】

（1）菊花洗净，去杂质；核桃仁洗净；大米淘洗干净。

（2）大米、菊花、核桃仁同放锅内，加清水 800 毫升，置大火上煮沸，改用小火煮 1 小时即可。

【功　效】　散风热，补肝肾。适用于高血压。

海参香菇羹

【原　料】　海参 100 克，香菇 30 克，藕粉 30 克，香油、鲜汤、食盐、姜末、胡椒粉、味精、葱花各适量。

【制　作】

（1）海参浸泡发软，切成丁；香菇洗净后切碎；藕粉用清水调成汁。

（2）油倒入砂锅，烧至五成热，放入姜末、葱花，爆焦后即倒入鲜汤，再加入海参、香菇、食盐、味精煮沸，用藕粉勾芡成羹，撒上胡椒粉即可。

【功　效】　滋阴壮阳，通肠润燥。适用于高血压合并糖尿病。

【说　明】　海参性微温，故脾弱不适、痰多便滑者忌多食。

雪耳荸荠薏米羹

【原　料】　荸荠 200 克，银耳 50 克，薏苡仁 50 克，荸荠粉 30 克，冰糖适量。

【制　作】

（1）将银耳、薏苡仁用水浸泡发软，然后将银耳撕成小块；荸荠洗净，剥皮，切成小粒；荸荠粉、冰糖用水浸化。

(2)砂锅内加入适量清水,用大火煮沸后将荸荠、薏苡仁、银耳一同入锅,改用小火慢煲 1 小时,再入荸荠粉和冰糖液,调煮成羹即成。

【功　效】　滋阴润燥,利水渗湿。适用于高血压合并糖尿病、血管硬化、眼底出血等症。

【说　明】　肾精不足引起尿频的患者忌用。

7. 常用饮食疗法之菜谱

凉拌胡萝卜丝

【原　料】　胡萝卜 500 克,香菜 50 克,白糖、味精、嫩姜、酱油、食盐、香油各适量。

【制　作】

(1)将胡萝卜洗净,去皮,切细丝;嫩姜去皮,切丝;香菜洗净,切段。

(2)将胡萝卜丝放在温开水泡软,取出后挤干水分,同姜丝拌匀装盘,上面放香菜段。

(3)取小碗 1 只,放酱油、白糖、食盐、味精、香油调成汁,浇在胡萝卜丝上即成。

【功　效】　此菜有健脾补虚,行气消食,抗癌,降低血脂,降压强心之功。适用于高血压、体质虚弱、气滞不畅、高脂血症、肥胖等病症患者。

草菇笋片

【原　料】　鲜草菇 250 克,干草菇 100 克,青菜心、熟笋片各 50 克,食盐、黄酒、香油、鲜汤、胡椒粉各适量。

【制　作】

(1)将干草菇放入温水中浸泡透,剪去根蒂,再用清水洗净,控干水。

(2)鲜草菇去根蒂,洗净后放沸水锅中焯透后捞出,控干水。

(3)青菜心洗净,入沸水中烫透,捞出,控干水。

(4)汤锅上大火,倒入鲜汤 1 000 毫升,放入鲜草菇、水发草菇、熟笋片煮沸,加食盐、黄酒、胡椒粉适量,煮沸 5 分钟,出锅盛入汤碗内,淋入香油即成。

【功　效】　益气养肝,降脂降压,瘦身减肥。适用于高血压、慢性肝炎、高脂血症者。

平菇豆腐

【原　料】　平菇 150 克,豆腐 250 克,精制油、酱油、鲜汤、食盐、葱白段、湿淀粉、香油、味精各适量。

【制　作】

(1)将平菇去根洗净,切成薄片,入沸水中略焯后捞出,挤干水。

(2)豆腐切成小块,入沸水锅中略焯后捞出,沥干水。

(3)炒锅上大火,放油烧热,下葱白段炸香,放入平菇片炒片刻,放入豆腐块,下酱油、食盐、鲜汤,煮沸后改中火煮至豆腐入味,放味精,用湿淀粉勾芡,淋上香油即成。

【功　效】　益气健脾,护肝降脂,减肥瘦身。适用于高血压、慢性肝炎、慢性胃炎、高脂血症者。

蘑菇青菜心

【原　料】　蘑菇 350 克,青菜心 500 克,精制油 500 毫升(实耗约 50 毫升),鲜汤 300 毫升,食盐 3 克,味精、黄酒各 2 克,湿淀粉 20 克,香油 10 克。

【制　作】

(1)将青菜心洗净,菜心头部削尖,再从菜心尖部劈十字刀口,深度为菜心的 1/5。

(2)炒锅上火,放油烧至五成热,投入菜心,用勺不停地翻动,至菜心软熟,倒入漏勺内,控净油。

(3)原锅上火,依次加入鲜汤 100 毫升、炸好的菜心、食盐 1 克、味精 1 克,翻炒片刻,将菜心取出,整齐地码放在圆盘中。

(4)炒锅再上火,加入鲜汤 200 毫升,以及蘑菇、黄酒、食盐 2 克、味精 1 克,煮沸后用湿淀粉勾芡,淋上香油,搅匀后出锅盛在菜心中央即成。

【功　效】　祛脂减肥,益气养胃。适用于高血压、高脂血症、慢性胃炎、体质虚弱者。

【说　明】　蘑菇中含有广谱抗生素,对金黄色葡萄球菌、伤寒杆菌、大肠埃希菌等有抑制作用,有抗炎、防治感冒、治疗肝炎和白细胞减少及消化道障碍等功效。

口蘑扒菜心

【原　料】　口蘑 50 克,菜心 150 克,香油 2 克,清汤、食盐、味精、湿淀粉各适量。

【制　作】

(1)将菜心、口蘑洗净后用沸水焯透,切碎。

(2)炒锅放清汤、食盐,煮沸后放入菜心、口蘑煨2分钟,加味精,湿淀粉勾芡,淋上香油即成。

【功　效】　益气健脾,降压减肥。适用于高血压、肥胖症、高脂血症、体质虚弱者。

木耳拌芹菜

【原　料】　水发木耳100克,芹菜250克,食盐2克,味精2克,白糖、香油各5克,胡椒粉0.5克。

【制　作】

(1)先将水发木耳洗净,入沸水中烫一下立即捞出,冷却后沥干装盘。

(2)芹菜去杂,洗净,切成0.5厘米长的小段,下沸水稍焯片刻,捞出后与木耳同装一盘。

(3)取碗1个,放入食盐、味精、白糖、香油、胡椒粉及少量冷开水,兑成调味汁,倒入木耳芹菜盘中,拌匀食用。

【功　效】　平肝降压,祛脂减肥。适用于高血压、高脂血症者。

莴苣炒香菇

【原　料】　莴苣400克,水发香菇50克,食盐、味精、酱油、胡椒粉、湿淀粉、精制油各适量。

【制　作】

(1)将莴苣去皮,洗净,切成片;水发香菇去杂,洗净,切成菱形片。

(2)炒锅上火,放油烧热,倒入莴苣片、香菇片,煸炒几下,加入酱油、食盐,入味后加入味精、胡椒粉,用湿淀粉勾芡,推匀出锅即成。

【功　效】　平肝降压,祛脂减肥。适用于高血压、高脂血症者。

凉拌海带丝

【原　料】　水发海带 250 克,食盐、味精、酱油、白醋、白糖、姜丝、蒜蓉、香油各适量。

【制　作】　将海带泡发后洗净,切成细丝,入沸水锅中焯透,捞出沥水,放入盘中,加酱油、白糖、食盐、味精、白醋、姜丝、蒜蓉,淋上香油,吃时拌匀即可。

【功　效】　此菜清凉鲜美,咸香酸甜,并有姜、蒜的辛香味。有降脂通便之功。适用于高血压患者。

金针菇炒松子仁

【原　料】　金针菇 300 克,松子仁 50 克,黄酒、姜汁、花椒油、食盐、味精、酱油、湿淀粉、花生油各适量,鸡汤 150 毫升。

【制　作】

(1)将金针菇去根,洗净,切成 3 厘米长的段;松子仁剥去外衣,用刀略剁一下。

(2)炒锅置中火上,放花生油烧至七成热,下松子仁煸香,再下金针菇段翻炒片刻,烹入黄酒,倒入鸡汤,加酱油、姜汁、食盐适量煮沸,加味精,用湿淀粉勾芡,淋上花椒油少许,即可出锅装盘。

【功　效】　此菜金针菇软滑,松子仁香脆。有利于降低人体血液中的胆固醇。适用于高血压、心脑血管疾病患者。

8. 常用饮食疗法之药茶

荠菜茶

【原　料】　荠菜全草若干。

【制　作】　每次 10～15 克(每日 20～30 克),煎水代茶频饮。

【功　效】　平肝止血,利湿通淋,降脂降压。适用于高血压。

旱芹车前茶

【原　料】　鲜旱芹菜、鲜车前草各 100 克。

【制　作】　将鲜旱芹菜、鲜车前草洗净,切碎,煎水代茶饮。

【功　效】　旱芹菜清热利湿、平肝凉血;车前草清热利水、降低血压。适用肝阳上亢型高血压头晕目眩,时有水肿者。

三 宝 茶

【原　料】　普洱茶、菊花、罗汉果各适量。

【制　作】　普洱茶、菊花、罗汉果各等份,将 3 味制成粗末,用纱布袋分装,每袋 20 克,每次 1 袋,沸水冲泡,代茶频饮。

【功　效】　普洱茶消食化痰、清胃生津;菊花散风热、清肝火、泻心肝之火;罗汉果清肺润肠凉血。适用于高血压肝阳上亢引起的头晕目眩及高脂血症。

三七花茶

【原　料】 三七花5克。

【制　作】 将三七花放入茶杯中,沸水冲泡,代茶饮。

【功　效】 清热平肝,降低血压。适用于高血压、头晕目眩者。

龙胆绿茶方

【原　料】 龙胆草5克,绿茶20克。

【制　作】 将龙胆草、绿茶共研成末,温水冲服。

【功　效】 龙胆草清热燥湿、清肝胆火;绿茶清心除热、消食导滞、利二便。适用于肝阳上亢而致高血压、头晕耳鸣等症。

栀子茶

【原　料】 栀子5克,芽茶30克。

【制　作】 将栀子、芽茶煎成浓汁1碗,分上、下午2次温服,每日1剂。

【功　效】 泻火除烦、清热利湿、凉血解毒。适用于肝阳上亢型高血压。

罗布麻茶

【原　料】 罗布麻叶6克,山楂15克,五味子5克,冰糖适量。

【制　作】 将罗布麻叶、山楂、五味子放入茶壶内,放入冰糖,用开水冲泡,代茶饮。

【功　效】　罗布麻叶平肝利水、降压强心;山楂消食化积、活血散瘀、降血脂;五味子敛肺滋肾、生津敛汗、涩精止泻、宁心安神。适用于阴虚阳亢型高血压。

苹果皮蜜茶

【原　料】　苹果皮50克,绿茶1克,蜂蜜25克。

【制　作】　将苹果皮洗净,加清水450毫升,煮沸5分钟,加入绿茶、蜂蜜泡饮。每日1剂,分3次温服。

【功　效】　苹果皮生津润肺、除烦解暑、开胃、醒酒、止泻;绿茶清心涤热;蜂蜜补中缓急、润肠通便、调和药性。适用于肥胖性高血压。

菊槐绿茶

【原　料】　菊花、槐花、绿茶各3克。

【制　作】　将菊花、槐花、绿茶用沸水冲泡5分钟,每天饮服数次。

【功　效】　散风热,清肝火,降低血压。适用于高血压。

瓜藤茶

【原　料】　香瓜藤、黄瓜藤、西瓜藤干品各15克。

【制　作】　取香瓜藤、黄瓜藤、西瓜藤加水500毫升煎至100毫升,每天服1次或2次,1个月为1个疗程。

【功　效】　清热,活血,降血压。适用于高血压。

昆布决明茶

【原　料】　昆布约 0.3 米长,决明子 15 克。

【制　作】　将昆布、决明子水煎,每天服 1 次。

【功　效】　消痰软坚、利水消肿、降脂降压。适用于高血压和血管硬化者。

夏枯草茶

【原　料】　夏枯草 30～60 克,冰糖 15 克。

【制　作】　将夏枯草洗净,加水煎煮,去渣取汁,溶入冰糖即可。代茶饮,可连用 7～10 天。

【功　效】　夏枯草清肝明目、清热散结、降低血压;冰糖补脾缓中、清肝明目、清热泻火、润肺止咳。适用于高血压。

决明子蜂蜜茶

【原　料】　决明子 15～30 克,蜂蜜适量。

【制　作】　将决明子微炒,捣碎,加水 300 毫升,煎煮片刻,冲入蜂蜜即可。每晚 1 剂,或早、晚分服,亦可代茶常饮。

【功　效】　决明子清肝明目、通便降脂、降低血压;蜂蜜补中润燥、益气缓急。适用于高血压、高脂血症、便秘等症。

第二法 针刺疗法

1. 针刺疗法简介

针刺疗法指的是运用不同的针具，刺激机体的一些特定部位（即穴位），通过经络的维系作用，调整全身的气血运行，调节人体阴阳的平衡，扶助人体的正气，驱除致病的邪气，从而达到防病治病的目的。针刺疗法已有数千年的历史，早在石器时代，即以砭石为针，以后又逐渐演化成九针，发展至今，还出现了电针、磁针、水针、针刀等。治疗方法上也不断地改进创新，产生了割治疗法、挑治疗法、埋线疗法等。随着研究的深入，根据针刺部位的不同又可分为头针疗法、口针疗法、耳针疗法、腹针疗法等。

2. 针刺治疗时的注意事项

因为人体的生理功能状态、居住环境各不相同，还有四季时间的不同，所以针刺治疗一定要因人、因地、因时制宜。不论是患者还是医生，都应注意下述几个方面。

（1）患者在过度饥饿、过度饱食、过度疲劳，以及精神过度紧张的情况下，不宜对其进行针刺。对身体壮实的患者可以进行一定量的强刺激，而对于身体比较虚弱的患者，针刺手法不能过强,最好让患者处于卧位。还有,对金属物质过敏的患者不宜进行针刺。

(2)妇女如在行经期,除非是为了调节月经,一般不主张针刺。对于妊娠的妇女,其小腹部的穴位一般不进行针刺,而一些活血化瘀、通经活络的穴位则在禁刺之列。

(3)皮肤出现破溃、瘢痕,或长有肿瘤的部位都不宜针刺。

(4)胸部、胁部、背部等处的穴位,不宜深刺、直刺,这些地方针刺过深,都有伤及肺脏的可能,使空气进入胸腔,导致气胸,轻者出现胸闷、心慌、气短、呼吸不畅,重者出现呼吸困难、心跳加快、血压下降,甚至休克。腰部的穴位也应以斜刺为主,不宜过深过直,以防伤及肾脏。下腹部的穴位最好也斜刺,不宜直刺过深,以防刺伤膀胱等器官。

(5)眼部和颈项部的穴位特别要注意定位的准确,而且尽量不要做手法和长时间的留针,以免伤及眼睛或大脑,进而危及生命。

3. 常用针刺疗法

方1

【取　穴】　上星、百会、五处、承光、通天、络却。

【手　法】　每穴斜刺2～4分,捻转1分钟,留针30分钟,隔日治疗1次,10次为1个疗程,疗程间隔5～7天。

方2

【取　穴】　百会、风池、印堂、安眠(翳风穴与风池穴连线的中点)、翳风、风府、听宫。

经验穴:内承浆(在口下唇系带近端处)。

【手　法】　百会斜刺 0.5～1 寸,局部酸胀;风池直刺,平耳垂方向,略斜向下,刺入 0.5～1.2 寸,局部酸胀,并向头顶、颞部、前额或眼眶扩散;针听宫时,嘱患者张口,直刺,针尖微向下刺入 1～1.5 寸,局部酸胀;安眠直刺 1～1.5 寸,局部有酸胀感;印堂横刺 0.5～1 寸,从上向下夹持刺入,局部酸胀,有时可扩散至鼻尖部;翳风直刺 0.5～1 寸,局部酸胀或耳底胀痛;针刺内承浆穴时,以 1.5 寸毫针与下唇系带呈 31°～45°刺入 0.5 寸左右。根据病情用轻、中度刺激。每次选用 3～5 个穴位,每日 1 次,10 次为 1 个疗程。

方 3

【取　穴】

(1)主穴:阴陵泉、足三里、肾俞、脾俞。

(2)配穴:水分、复溜、三阴交、气海、三焦俞、太冲,随症选用。

【手　法】　每日针刺 1 次,留针 15～30 分钟,5 次为 1 个疗程。

方 4

【取　穴】　风池、曲池、足三里、太冲、太阳、印堂、三阴交、百会、神门、内关。

【手　法】　体针用泻法,高血压引起水肿用补法,不留针,每日 1～2 次。

方 5

【取　穴】　曲池、少海。

【手　法】　取双侧曲池穴,向对侧少海穴透刺 1.5～3 寸深,得气后,用捻转提插手法,使针感上传至肩,下行于腕,行针 1 分钟,每 5 分钟行针 1 次,30 分钟后每 10 分钟行针 1 次,留针 1 小时。每日 1 次,15 次为 1 个疗程,疗程间隔 5 天。

方 6

【取　穴】　主穴:印堂、内关、安眠。配穴:听宫、风池。每次必针主穴。

【手　法】　快速进针,待取得针感时按平补平泻捻针 1～2 分钟后,留针 20～30 分钟。每日 1 次,10 次为 1 个疗程。

方 7

【取　穴】　百会、印堂、安眠、翳明、风府、风池、头三针(神庭穴直上 1 寸及旁开各 1 寸,针 3 穴)。

【手　法】　百会穴先前横刺 0.5 寸;印堂穴横刺,从上向下夹持刺入 0.5 寸,以上两穴局部酸胀即可。安眠、翳明直刺 1～1.5 寸,局部酸胀或针刺侧头部作胀为度;风池直刺,平耳垂水平,略斜向下刺入 1～1.5 寸,局部酸胀,并可向颞部、头顶或前额扩散;风府直刺 1 寸,以上穴位均采用捻转平补平泻法。头三针直刺进针,深达骨膜,不捻转、不行针。每次选用 3～5 个穴位,每日 1 次,留针 30～60 分钟,7～10 次为 1 个疗程,疗程间隔 5～7 天。

第三法 头针疗法

1. 头针疗法简介

头针疗法,是以针刺头部穴位或头皮特定区,以达到治疗疾病目的的一种方法。

《针灸甲乙经》共记载头部穴位 52 个,其中单穴 10 个,双穴 21 个。宋代王惟一编成《铜人俞穴针灸图经》,对头部穴位的统一起到了积极的作用,一直沿用至今。

随着医学的发展,现代医学的兴起,经络学说的研究不断取得进展,于 20 世纪 70 年代,把古老的针刺疗法与现代神经解剖生理学结合起来,在与大脑皮质功能定位区相应的头皮上平刺,施以持续捻转手法,来刺激大脑皮质,促使其功能恢复,使头针疗法进一步完善。

2. 头针刺激区是如何划分的

(1)标定线:为了把刺激区比较准确地划出来,首先要明确两条标定线。

①前后正中线。是眉间和枕外粗隆尖端下缘经过头顶的连线。

②眉枕线。是眉中点和枕外粗隆尖端经过头侧面的

连线。

(2)刺激区的定位

①运动区。本区上点在前后正中线中点向后移 0.5 厘米处,下点在眉枕线和鬓角发际前缘相交处。另一取法是:自颧弓中点向上引垂线,与眉枕线相交点前移 0.5 厘米处,即运动区下点。上、下两点连线即运动区。运动区上 1/5 是下肢、躯干区;中 2/5 是上肢区;下 2/5 是面区,亦称语言一区。

②感觉区。在运动区向后移 1.5 厘米的平行线上。上 1/5 是下肢、头、躯干感觉区;中 2/5 是上肢感觉区;下 2/5 是面感觉区。

③舞蹈震颤控制区。在运动区向前移 1.5 厘米的平行线上。

④晕听区。在耳尖直上 1.5 厘米处。

⑤语言二区。自顶骨结节后下方 2 厘米处引一平行于前后正中线的直线,向下取 3 厘米长直线。

⑥语言三区。晕听区中点向后引 4 厘米长的水平线。

⑦运用区。以顶骨结节起,分别引一直线和与该线成 40°角的前后两线,长约 3 厘米。

⑧足运感区。在前后正中线的中点左右旁开 1 厘米,再向后引 3 厘米长的水平线。

⑨视区。在枕外粗隆水平线上,旁开枕外粗隆 1 厘米,向上引平行于前后正中线的 4 厘米长直线。

⑩平衡区。在枕外粗隆水平线上,旁开枕外粗隆 3.5 厘米,向下引平行于前后正中线的 4 厘米长直线。

⑪胃区。从瞳孔直上的发际处为起点,向上取平行于前后正中线 2 厘米长的直线。

⑫胸腔区。在胃区与前后正中线之间,发际上下各2厘米长直线。

⑬生殖区。从额角处向上引平行于前后正中线的2厘米长直线。

3. 头针疗法是怎样应用的

(1)针的选择:一般用2～3寸长的26～28号不锈钢针。

(2)体位:主要取坐位,个别患者亦可取卧位。

(3)进针:在确定的针刺区进行常规消毒后,手持针柄与头皮成30°角,沿头皮斜向捻转进针,刺入帽状腱膜下或肌层,达到该区应有的长度后,固定针柄,不做提插。

(4)运针及针感:头针的运针十分重要,施术者肩、肘、腕、拇指等关节固定,食指一、二关节半屈曲,用食指桡侧面与拇指掌侧面捏住针柄,然后以食指关节不断屈伸,使针体旋转,每分钟要求捻转200次左右,一定保持针体深度固定,待患者出现针感后,留针5～10分钟;然后用同样的方法再捻转两次,即可起针。头针的针感以热感最多见,也有麻、胀、抽动、凉、痛、汗出等感觉及无针感者,而疗效亦满意。

(5)疗程:每日或隔日1次,10～15次为1个疗程。休息5天左右,开始下一个疗程。对那些收效迅速的患者,应该注意症状反复,可给予几次巩固治疗。

4. 常用头针疗法有哪些

方 1

【选用部位】 运动区、足运感区、感觉区、语言区、运用区。

【针刺手法】 以 26～28 号毫针,快速进针达头皮下,再沿头皮皮下或肌层斜向刺入到要求的区域长度,固定,持续快速捻转 3～5 分钟,留针 15～30 分钟,留针期间行针 2～3 次,每日或隔日 1 次,10～15 次为 1 个疗程,疗程间隔 7～10 天。

方 2

【选用部位】 治疗部位以运动区为主,配以感觉区、足运感区。

【针刺手法】 定好部位,快速进针,达到头皮下,再沿头皮皮下或肌层斜向捻转至要求的区域长度,固定,开始快速持续捻转。一般 3～5 分钟即能达到适应刺激量和刺激强度,病变部位会出现一定针感,如热麻、出汗等。

方 3

【选用部位】 晕听区、上星、百会,药物中毒引起眩晕者加两侧平衡区。

【针刺手法】 双侧晕听区用 28 号 2.5 寸毫针快速进针至刺激区,持续捻转,每分钟 180～200 次,捻转 2～3 分钟,间歇 10 分钟后再捻转,共捻转 4 次出针;上星穴用 28 号 3 寸毫针快速进针向百会穴方向,以头皮酸胀感为度,平补平泻;百会穴以 28 号 3.5 寸毫针快速进针向枕外粗隆方向刺,以患者头皮酸胀及头脑清醒为度,除心脾亏虚外,均用泻法。以上两穴留针30分钟,每日1次,7次为1个疗程,疗程间隔3天。

方4

【选用部位】 晕听区、头三角。由双目内眦直上与发迹相交之交点,再由鼻梁正中直上头部取一点,使其与前两点成一等边三角形(即大脑额叶在头皮的投影),该3点的进针点叫头三角。

【针刺手法】 用32号毫针,以15°夹角沿头皮与骨膜间快速进针1厘米,稍捻动,留针1小时,中间捻针2~3次。取针时用消毒棉球轻压片刻,以防出血。每日1次,10次为1个疗程,疗程间隔2~5天。

第四法 耳针疗法

1. 耳针疗法简介

耳针疗法是用针刺耳穴以治疗疾病的一种方法。耳郭与人体各部存在着一种生理的内在联系,在病理上也会表现出一定的反应规律。耳针治疗内脏疾病,就是基于这一理论而应用于临床的。当人体有病时,耳郭相应部位就会出现变色、突起、凹陷、水肿、充血、敏感点,甚至变小、缺损等征象。人们借此诊断疾病,并刺激这些部位以防治疾病。

耳穴在耳郭的分布有着一定的规律性,耳壳好比一个在子宫内倒置的胎儿,头在下,脚在上。一般来说,与头面部相应的穴位在耳垂;与上肢相应的穴位在耳舟;与躯干和下肢相应的穴位在对耳轮和对耳轮上、下脚;与内脏相应的穴位多集中在耳甲艇和耳甲腔。

2. 耳针疗法是如何操作的

当人体内脏或躯体有病时,往往会在耳壳的一定部位出现压痛点、敏感点、皮肤特性改变、变形、变色等。这些耳壳上的反应点,就是耳针的穴位。在诊断明确后,就要拟定耳针处方,寻找反应点。反应点的探寻方法:用探针、火柴头、针柄按压,其有压痛部位即是反应点。如果有数个反应点时,应再找出最敏感的点。亦可用耳穴探测仪测定耳郭皮肤电阻,其皮肤电阻低,导电量明显增高者,即为反应点。反应点就是针刺的部位。

3. 耳针疗法的选穴原则

(1)根据病变部位选穴:在疾病定位后,可以在耳壳上选取相应的耳穴,如胃痛选胃穴;泄泻选大肠、小肠穴;肩痛选肩穴等。

(2)根据中医理论选穴:根据中医学的脏腑经络学说,以其生理病理联系辨证选穴。如肺主皮毛,开窍于鼻,皮肤病和肺病时,可以选肺穴;心与小肠相表里,心病可选小肠穴,小肠病亦可选心穴;耳为肾之外窍,耳鸣可以选肾穴;心开窍于舌,舌红、舌烂可以选心穴;目赤红肿可以选肝穴,因为肝开窍于目,如此等等。

(3)根据现代医学知识选穴:如月经不调选内分泌;胃肠疾病选交感;输液反应选肾上腺;关节痛选皮质下等。

(4)根据临床经验选穴:高血压用高血压点和降压沟,目疾用耳尖穴等。

4. 耳穴治疗的种类和方法有哪些

(1)毫针法:针具多用28~32号之半寸长的不锈钢毫针。首先对耳穴进行消毒,由于耳穴感染可引起严重后果,故一般先用2%碘酒涂抹,再用蘸有75%乙醇的棉球脱碘消毒。进针时,用左手拇、食指固定耳郭,中指托着针刺部耳背,这样既可掌握针刺深度,又可减轻针刺疼痛。然后用右手拇、食、中三指持针,在反应点进针。针刺深度视耳郭不同部位厚薄而定,以刺入耳软骨(但不可穿透)且有针感为度。针感多表现为疼痛,少数亦有酸、胀、凉、麻的感觉。留针时间 20～30 分钟。起针时左手托住耳背,右手起针,并用消毒干棉球压迫针眼,以防出血。每次一侧或双侧针刺,每日或隔日 1 次。

(2)耳穴电针法:即在耳针的基础上用"电针机"通以电流的方法。通电流的大小和时间长短,视具体情况而定。但通电时间不宜过长,最长不超过 1 小时。其注意事项亦同电针疗法。特殊之处是由于耳针进入较浅,易被导线坠掉,故于坐位时须将导线绕耳郭一周再接在针柄上,或取卧位则可防止坠落。耳电针之优点为易于较准确地掌握刺激量,而且可以做到用手捻转达不到的强刺激。

(3)耳穴埋针法:即将针留于耳穴 1 天以上的较长时间。对于某些顽固性疾病效果较好。其方法是:常规消毒后将揿针、皮内针或自制的微针用镊子或止血钳夹住针体刺入穴内,然后以胶布固定。一般只埋一侧耳郭 1～2 针,时间一般 1～5 天,最长以不超过 7 天为宜。仍需治疗时更换对侧。在留针期间可嘱患者根据情况自行按压针处 1 至数次。埋针耳郭不宜水洗。夏季天气较热,多汗,不宜埋针。埋针中发现红肿感染时,应起针予以处置。

(4)耳穴电兴奋法:即在耳穴上进行电兴奋法。适用于体弱患者。电极宜细小,裹以棉花蘸上盐水,通电时间要短,电流要小。

(5)耳穴注射法:用易于吸收、无任何刺激性之药物,小剂量注入耳穴以达到治疗作用的疗法。所用药物宜经过稀释之后再注,每次注射1～2穴,用量0.1～0.3毫升。常先注射一侧,两侧交替应用。注药针头宜细,不要过深,避免注入骨膜内,亦不要过浅而注入皮内,应注于皮下。

(6)耳穴刺血法:以三棱针在某些穴上点刺出血1～2滴或多至数滴,以治一些实热证、炎症、剧痛或某些皮肤病。方法是:先用手按揉耳郭,使之充血,然后常规消毒,以针点刺,用指挤捏,多取耳尖、屏尖、耳轮、耳垂某些穴位,或耳后静脉放血。

(7)耳穴敷药法:用某些具有刺激性或发疱药少量置于耳穴上,贴以胶布固定,经几小时至1～2天取下。亦有用手术刀将耳穴处皮肤的表层剥落至渗血,再敷药者。耳穴贴药对某些病症效果较好。

(8)耳穴压豆法:又称耳穴压豆、耳穴贴压法,是一种简便安全的耳穴刺激法。压丸的材料用得较多的是王不留行、绿豆及磁珠(磁性强度在180～380高斯)。选定穴位后,先以75%乙醇拭净耳郭皮肤,再用干棉球擦净。用镊子将中间粘有压物的小方胶布(面积约为7毫米×7毫米)置于穴区,并粘牢贴紧。待各穴贴压完毕,即予按压,直至耳郭发热潮红。按压时宜采用拇、食指分置耳郭内外侧,夹持压物,行一压一松式按压,反复对压每穴持续半分钟左右。每日按压3～4次,每周换贴1～2次。

(9)耳穴贴磁法:将磁珠、磁锭用胶布固定在耳穴上1至数日。

(10)耳穴按压法:以耳穴探针直接按压耳穴,或摇动、按摩1～3分钟,适用于神经质或体弱者及儿童。

此外,尚有耳穴离子透入、耳穴封闭、耳穴吹震、耳穴挑治、耳穴割治、耳穴指掐、耳穴注气、耳穴置夹、耳道刺激、耳道苇管灸、灯芯火热灼等十多种方法。

5.常用耳针疗法

耳穴针刺法

方1

【取　穴】　辨证分型取穴。

①肝火亢盛型:取肝、肾、角窝上、结节、耳背心、耳背肝、耳背肾、耳背沟。

②阴虚阳亢型:取肾、交感、皮质下、耳背心、耳背肝、耳背肾、耳背沟。

③阴阳两虚型:取心、肾、耳背心、耳背肝、耳背肾、耳背沟。

④痰湿壅盛型:取脾、三焦、耳背心、耳背肝、耳背肾、耳背沟。

血压较高或经数次治疗效果不显著,可加耳尖结节,交替点刺放血。

【治　法】　随证取穴。耳郭常规消毒后,用耳毫针对准所选穴位刺入,肝火亢盛型和痰湿壅盛型一般用泻的手法;阴虚阳亢型和阴阳两虚型,则用补的手法。留针30～60分钟,随补泻运针。每日或隔日针1次,10次为1个疗程。

方2

【取　穴】　主穴:耳尖(放血)、心、额、皮质下、肝、交感。配穴:阴阳两虚型加肾;肝肾阴虚型加肾;头晕加外耳、枕。

【治　法】　每次取一侧耳穴,双耳交替使用。主穴必取,配穴随证选加。耳郭常规消毒后,用耳毫针对准所选穴位刺入,用中等刺激,留针15～30分钟,间以捻转 3 次,用平补平泻法或补法。每日或隔日针 1 次,10 次为 1 个疗程。

方 3

【取　穴】　降压点、交感、神门、心、耳尖(放血)。

【治　法】　每次取一侧耳穴,双耳交替施治。耳郭常规消毒后,用耳毫针对准所选穴位刺入,实证用强刺激,留针15～30分钟,间以捻转 3 次,用泻法;虚证用中等刺激,留针10～20分钟,间以捻转 3 次,用平补平泻法或补法。每日或隔日针 1 次,10 次为 1 个疗程。

耳穴贴磁法

方 1

【取　穴】

①耳尖、降压沟、心、额、皮质下、交感、肝、枕、神门。

②肝、肾、角窝上、结节、耳背肝、耳背肾、耳背沟。

【治　法】　任选一组。每次取一侧耳穴,双耳交替使用。耳郭常规消毒后,按操作常规,将磁片或磁珠置于所选穴位上,以胶布覆盖固定之。边贴边按压,至出现穴位胀痛感为度。每隔1～3天换贴 1 次,嘱患者每日自行按压耳贴数次,10 次为 1 个疗程。

方 2

【取　穴】　耳背心、耳背肝、耳背肾、耳背沟。

【治　法】　每次取一侧耳穴,双耳交替使用。耳郭常规消毒后,选用体积小,磁场强度为 0.05～0.08 特(500～800 高斯)的磁珠,置于 0.6 厘米×0.6 厘米的胶布中心,贴敷于选定的耳穴上。边贴边按压。每隔 5 天换贴另一侧耳穴。嘱患者每日自行按压耳贴数次,6 次为 1 个疗程。

耳穴放血法

方 1

【取　穴】　耳背沟小血管 1 根。

【治　法】　耳郭常规消毒后,用小手术刀片或其他消毒刀片将血管切开,放血 10 滴左右,用消毒干棉球压迫止血,用一小方块消毒纱布盖住伤口,胶布固定。每次切开 1 条血管。每隔 4 天治疗 1 次,4 次为 1 个疗程。

方 2

【取　穴】　神门、肾、肝。

【治　法】　每次取一侧耳穴,双耳交替使用。耳郭常规消毒后,用三棱针对准所选穴位点刺放血各 3～4 滴。每隔 3 天放血 1 次,中病即止。

方 3

【取　穴】　耳尖、结节、神门、肾。

【治　法】　每次取一侧耳穴,双耳交替使用。耳郭常规消毒后,用三棱针点刺所选穴位放血各数滴。每隔 3 天针 1 次,中病即止。一般 1～3 次即效。

耳穴按摩法

【取　穴】　高血压点、角窝上、交感、心、皮质下、神门、肝、肾。

【治　法】　耳郭常规消毒后,按操作常规进行按揉降压沟,猿猴摘果法和手摩耳轮法。再用食指点按高血压点、角窝上、交感、心、皮质下、神门穴;或右手持按摩棒依次对准上述穴位,左手食指掌侧依次置于上述耳背的相应位置,两手配合,由轻到重,每穴点按 1～2 分钟,每日 1 次。然后按揉肝、肾穴,以补肾、平肝、潜阳;右手持按摩棒,或用食指指尖对准肝、肾穴,加一手食指指腹置于耳背相应位置,两手配合,顺时针揉按,每穴 1～2 分钟,每日 1 次。

耳穴压迫法

方 1

【取　穴】 耳穴敏感点。

【治　法】 每次取一侧耳穴,双耳交替使用。令患者停用药物治疗 3 天以上,改用耳穴疗法。耳郭常规消毒后,继用 84-1 型诊疗仪在耳郭上寻找敏感点,电刺激 10 分钟,再将胶布裁成 3 毫米×3 毫米大小的方块,每块上粘 1 粒王不留行,贴压于敏感点,使患者产生热、麻、胀、痛感为度。隔日换贴 1 次,并嘱患者每日自行按压耳贴数次,10 次为 1 个疗程。

方 2

【取　穴】 主穴:心、肝、肾、肾上腺、脑、枕、交感、内分泌、皮质下、降压沟。配穴:夜寐差加神门、神经衰弱点(耳垂 1 区与 2 区之间);目涩加眼、耳、便秘点(子宫穴外下方)。

【治　法】 每次取一侧耳穴,双耳交替使用。主穴必取,配穴随证选加。耳郭常规消毒后,先用探针在耳郭上(所选穴位区内)寻找敏感点。治疗时将医用橡皮胶布剪成 3 毫米×3 毫米大小的方块,每一方块上粘 1 粒王不留行,然后,将胶布贴压在敏感点上,边贴边按压,至穴位出现胀痛感和耳郭灼热感时为止。每隔 2 天换贴 1 次,并嘱患者每日自行按压耳贴数次,10 次为 1 个疗程。治疗期间停服降压药。

方 3

【取　穴】 主穴:耳背心、耳背肝、耳背肾、耳背沟。配穴:肝火亢盛型加肝、肾、角窝上、结节;阴虚阳亢型加肾、交感、皮质下;阴阳两虚型加心、肾;痰湿壅盛型加脾、三焦。

【治　法】 每次取一侧耳穴,双耳交替使用。主穴必取,配穴随证选加。耳郭常规消毒后,将胶布剪成0.8厘米×0.8厘米,放1粒药丸粘上,随即贴压在所选的耳穴上,由轻到重按压数十下,肝火亢盛型和痰湿壅盛型用强刺激泻法,阴虚阳亢型和阴阳两虚型用中刺激平补平泻法。每隔1~2天换贴压另一侧耳穴。嘱患者每日自行按压耳贴3~5次,10次为1个疗程。休息10~15天,再做下一个疗程治疗。

第五法　刺血疗法

1. 刺血疗法简介

刺血疗法是针灸学领域里的一种传统针刺疗法。刺血疗法,古谓"启脉""刺络",俗称"放血疗法",亦称"强痛法",是中医学中一种独特的、简便有效的针刺治疗方法,即用三棱针或其他针具刺入"络脉",使血液适量流出或加挤压流出,以达到治疗疾病目的的一种独特外治方法。此法具有疏通经络、调和气血、泻热、止痛、急救、消肿、镇静等作用,临床疗效颇著。又因它具有"简便灵验"的特点,且无不良反应,故能长期在民间广泛流传应用,深受广大群众和患者的欢迎。

2. 刺血疗法有哪些特点

(1)适应证广:《内经》已载有适宜刺血治疗的疾病30余种,历代医家在此基础上又进一步扩大。据资料统计,现代应用刺血治疗的疾病已达150余种,涉及临床各科。此外,刺血疗法还对流行性感冒、腮腺炎等急性传染病有较好的预防作用。

(2)奏效较快:在严格掌握刺血适应证的前提下,一般单用刺血治疗即可迅速收到满意的疗效。尤其对各种原因引起的高热、昏迷、惊厥及急性炎症、各类软组织损伤、某些食物中毒等属热、属实者,经刺血治疗后,都能在短期内减轻或控制住某些主要症状,甚至达到临床治愈的目的。对部分病例,则可收针到病除之效。

(3)操作简便:刺血疗法一般不需要特殊设备及器械,简便易学,容易掌握。另外,刺血工具除可备用外,在某些应急情况下,还可就地选取一端锋利的陶瓷、玻璃碎片或金属锐器等,经严格消毒后使用。

(4)不良反应少:临床应用刺血疗法,只要按规程操作,一般比较安全,不会产生不良反应。

3. 刺血疗法的作用

(1)泄热祛邪:刺血疗法具有良好的清热泻火、宣畅气机作用,尤其适用于外感发热和各种阳盛发热。《素问·刺热》主要论述刺血治疗热病,如"肺热病者……刺手太阴、阳明,出血如大豆,立已"。张景岳明确指出:"三棱针出血,以泻诸阳热气。"徐灵胎亦认为刺血能使"邪气因血以泄,病及无也"。因此,临床将刺血用于某些急性传染病及感染性疾病,其法简便效捷,最为常用。

(2)化瘀通络:《素问·调经论》谓,"孙络外溢,则经有留血……视其血络,刺出其血,无令恶血得入于经,以成疾"。《素问·缪刺论》指出:"人有所堕坠,恶血内留……刺足内踝之下,然骨之前血脉出血,刺足跗上动脉不已,刺三毛上各一针,见血立已。"由此可见,刺血法具有疏通经络、流畅气血、祛除瘀滞作用,适用于气血郁结经络或血瘀局部诸证的治疗。

因此,临床用于血瘀所致的血管神经性疼痛、卒中后遗症及各种因损伤引起的肿胀、疼痛等,效果十分显著。

(3)启闭醒神:对于热陷心包、痰火扰心、痰迷心窍及暴怒伤肝、肝阳暴张等所致的口噤握固、神昏谵语、不省人事及便闭不通等属于实证者,用刺血疗法可收到开窍启闭、醒神回神作用。《素问·缪刺论》载有邪客六经络脉而成"尸厥"之证,皆以刺血为急救措施。《乾坤生意》指出:"凡初卒中跌倒,暴卒昏沉,痰涎壅滞,不省人事,牙关紧闭,药水不下,急以三棱针刺手十指十二井穴,当去恶血,又治一切暴死恶候,不省人事,及绞肠痧,乃起死回生妙诀。"临床用于昏迷、惊厥、狂痫及中暑等重危证的治疗,简便而有效。

(4)解毒急救:刺血对于一氧化碳急性中毒、亚硝酸盐中毒、酒精(乙醇)中毒及某些感染性中毒,均有较好的解毒急救功效。此外,毒虫咬伤,亦可刺血泻毒,如《千金方》载"蜂蛇等众毒虫所螫,以针刺螫上血出"即可愈。

(5)调气和营:凡因气血悖行、营卫逆乱而致的头痛、眩晕、胸闷胁痛、腹痛泄泻、失眠多梦等,皆可用刺血治疗,使管卫气血和调而获愈。《灵枢·五乱》指出"……清浊相干,乱于臂胫,则为四厥,取之先去血脉",即因营卫逆乱而手足厥冷者,以刺血治疗。

4. 刺血疗法有哪些主要工具

现代常用的刺血工具有三棱针、皮肤针、粗圆针及小眉刀等数种。

(1)三棱针:此为尖端呈三棱形,针体较粗的一种合金针具。分大、中、小3号。《灵枢·九针十二原》称之为锋针:"锋针者,刃三偶,以发痼疾。"《针灸摘英集》亦称:"泻热出血,发泄痼疾宜此。"三棱针为临床泻血的主要工具之一,一般在刺络脉而需出血量较多时选用。

(2)粗圆针:此即26～28号粗毫针,为合金制成。《灵枢·九针十二原》称"毫针者,尖如蚊喙""主寒热痛痹在络者"。当临床未备三棱针时,可以此代之。一般多用于点刺十二井、十宣等穴,需要放血量较少时选用。小孩亦可选用细毫针。

(3)皮肤针:皮肤针是针头呈小锤形的一种针具,一般柄长15～19厘米,一端附有莲蓬状针盘,下边散嵌着不锈钢短针。根据所用针的支数多少,又分别称之为梅花针(5支针)、七星针(7支针)、罗汉针(18支针)等。针尖不宜太锐,应呈松针形。针柄要坚固而有弹性,全束针尖应平齐,防止偏斜、钩曲、锈蚀和缺损。近来又有用金属制成的筒状皮肤针——滚刺筒,具有刺激面积广、刺激量均匀、使用方便等优点。皮肤针是在古代馋针的基础上演变而成的。《灵枢·九针十二原》记载,"馋针者,头大末锐,去泻阳气""主热在头身也"。皮肤针适宜浅刺皮肤泻血,一般按经络循行及神经、肌肉分布为依据,自上而下、自外而内的顺序叩刺出血。

(4)小眉刀:这是在古代"铍针"基础上演变而成的一种针具。《灵枢·九针十二原》记载:"铍针者,末如锋。"后世又名排针、剑针,除为外科所用,亦为割点放血的主要工具。现代多用小尖头手术刀片等代替。

(5)瓷锋针、陶针:这是用一端锋利或尖锐的瓷、陶器碎片作为刺血工具。李时珍谓:"以瓷针治病,亦砭之遗意也。"明代薛己、王肯堂及清代王士雄,都为擅用瓷锋针者;清·鲍相敖《验方新编》中用陶瓷针治疗瘴毒、痧症等疾。至今,陶针在南方壮医中及民间仍被广泛使用。

(6)杯罐针:杯罐是用于拔罐的工具,分竹罐、陶罐、铜罐、铁罐和玻璃罐等。古代称拔罐疗法为"角法"。显然这一疗法的原始阶段,是以兽角来实施的。近代常用的有竹罐、陶罐及玻璃罐3种。拔罐法乃是借热力排除罐内空气,使之吸附于体表一定部位,造成局部淤血或微出血而达到治病目的的。在刺血疗法临床中,常常先以针点刺一定部位,然后在被刺处即行拔罐,可以增加出血量,增强治疗效果。

(7)其他:注射针头、采血针、缝衣针及各种金属锐器,均可经消毒后用作刺血之用。

5. 刺血疗法具体方法

古代刺血方法主要有络刺、赞刺及豹文刺法,后世又有发展。现代临床刺血,都应在常规消毒后进行,手法宜轻、浅、快、准,深度以 0.1～0.2 寸为宜。一般出血量以数滴至数毫升为宜,但也有多至 30～60 毫升者。

(1)点刺法:此法又称"速刺"法,针具可选用三棱针或粗毫针。常有 3 种点刺形式。

①直接点刺法。先在针刺部位揉捏推按,使局部充血,然后右手持针,以拇、食二指捏住针柄,中指端紧靠针身下端,留出针尖 0.1～0.2 寸,对准已消毒过的部位迅速刺入,立即出针,轻轻挤压针孔周围,使出血数滴,然后以消毒棉球按压针孔即可。此法适用于末梢部位,如十二井穴、十宣穴及耳尖穴

等刺血。

②夹持点刺法。此法是将左手拇指、食指捏起被针穴位处的皮肤和肌肉,右手持针刺入 0.05～0.1 寸深,退针后捏挤局部,使之出血。常用于攒竹、上星、印堂等穴位的刺血。

③结扎点刺法。此法先以橡皮带一根结扎被针部位上端,局部消毒后,左手拇指压在被针部位下端,右手持针对准被刺部位的脉管(静脉)刺入,立即退针,使其流出少量血液,待出血停止后,再将带子松开,用消毒棉球按压针孔。本法适用于四肢部,如尺泽、委中刺的刺血。

(2)散刺法:此法又称"丛刺""围刺"。方法是用三棱针在病灶周围上下左右多点刺之,使其出血。此法较之点刺法,面积大且刺针多,《内经》所谓"赞刺""豹文刺",皆属此列。多适用于皮肤病和软组织损伤类疾病的治疗,如顽癣、丹毒、局部淤血等。

(3)叩刺法:此法是在散刺基础上的进一步发展,所用针具为皮肤针(梅花针、七星针或皮肤滚刺筒均可),操作时,以右手握住针柄后端,食指伸直压在针柄中段,利用手腕力量均匀而有节奏地弹刺、叩打一定部位。刺血所要求的刺激强度宜大,以用力叩击至皮肤上出血如珠为度。本法对某些神经性疼痛、皮肤病均有较好疗效。

(4)挑刺法:此法操作时以左手按压施术部位两侧,使皮肤固定,右手持三棱针或粗圆针,将腧穴或反应点挑破出血;或深入皮内,将部分纤维组织挑出或挑断,并挤压出血,然后局部盖上消毒敷料并固定。常用于治疗目赤肿痛、丹毒、乳痈、痔疮等疾病。

(5)割点法:此法是以小眉刀或手术刀切割穴位皮肤、黏膜或小静脉,放出适量血液,然后盖以消毒敷料即可。割点切口一般长 0.5 厘米左右,小静脉则以割破 1/3 为度。

(6)针罐法:此即针刺后加拔火罐放血的一种治疗方法,多用于躯干及四肢近端能扣住火罐处。操作时,先以三棱针或皮肤针刺局部见血(或不见血),再拔火罐,一般留罐5~10分钟,待罐内吸出一定量的血液后起之。本法适应病灶范围较大的丹毒、神经性皮炎、扭挫伤等疾病的治疗。

(7)火针法:此法又名火针刺,是用特制的粗针烧红后,刺入一定部位以治疗疾病的方法。《内经》称焠刺或燔针刺,适于寒痹、疔毒等的治疗。火针刺血,则综合了二者的优点,疗效较佳。如《资生经》载王执中治其母突发脚肿之症,即"以针置火中令热,于三里穴刺之微见血,凡数次,其肿如失"。

(8)其他:古医籍和民间还有不少刺血方法,现介绍几种,以供研究。

①蛭针法。此法即用活水蛭置于人体一定部位吸血而疗疾。清代医家祁坤称:"蛭针一法,并开门放毒之捷径。"19世纪初期,法国亦曾盛行此法。

②吮砭法。此法又称吮刺法,即医者先以口吸吮所刺部位或病灶处,使毒血凝聚后再刺血的一种治疗方法,适用于霍乱、痧证、丹毒、虫毒所伤等疾病的治疗。如祁坤《外科大成》载:"丹毒之法,急令人用甘草煎浓汁漱口净,随患处遍吮之,使毒各聚一处……随行砭刺。如赤晕走撒遍身,难以悉砭者,令人吮胸背、四肢等数处而砭之,令微出血以泻其毒,血红者轻,紫者重,黑者死。"

③嚏血法。此即以草茎或散药刺激鼻中取嚏而使鼻中出血以泻邪的治疗方法,为张子和所创。《儒门事亲》载有:治

"两目暴鞭炮，肿痛不止，眼胀瞖膜，速宜用秆草左右鼻窍内弹之，出血立愈。"又治"目赤肿痛不能开睛，以青金散鼻内搐之，鼻内出血更妙。"

6. 刺血疗法有哪些禁忌

临床应用刺血疗法，有宜有忌。因此，必须根据患者的病情、体质及刺血部位和某些特殊情况，灵活掌握，以防发生意外。概而言之，刺血禁忌有以下几个方面。

(1)在邻近重要内脏的部位刺血，切忌深刺。

(2)动脉血管和较大的静脉血管，禁用刺血。直接刺破浅表小血管放血，是刺血的基本方法。但要严格掌握操作手法，切忌捣针。对动脉血管和较大的静脉血管，包括较重的曲张静脉，应禁止刺血。刺大血管附近的穴位，亦须谨慎操作，防止误伤血管。

(3)虚证，尤其是血虚或阴液亏损患者，禁用刺血。《灵枢·血络论》指出："脉气盛而血虚者，刺之则脱气，脱气则仆。"因此，血虚(包括较重的贫血、低血压及常有自发性出血或损伤后出血不止的患者)应禁用刺血，以免犯虚虚之戒。血与汗同源，为津液所化生，故对阴液素亏或汗下太过者，亦禁用放血。

(4)孕妇及有习惯性流产史者，禁用刺血。

(5)患者有暂时性劳累、饥饱、情绪失常、气血不定等情况时，应避免刺血，宜等这些临时情况消除后再施刺血。

7. 常用刺血疗法有哪些

方1

【取　穴】　百会、太阳穴。

【方　法】　用点刺放血法。用三棱针在上述穴位或穴位附近血络点刺(斜刺)放血数滴。每周2次,10次为1个疗程。

方2

【取　穴】　耳后降压沟(在耳轮后面2/5处有静脉可见)。

【方　法】　用点刺放血法。用三棱针在上述部位血管上点刺2～3下,以出血数滴为度。

【主　治】　高血压危症。

方3

【取　穴】

(1)主穴:头维。

(2)配穴:眩晕兼前额闷胀不适者配攒竹;若闷胀痛甚者配印堂、上星;眩晕伴巅顶疼痛者配百会,剧痛者再配四神聪;眩晕兼颈项强痛者配风池;眩晕欲仆、眼花缭乱、耳鸣目眩等症状突出者配太阳。

【方　法】　用点刺放血法。用消毒弹簧刺血针或消毒三棱针点刺各穴0.2～0.3厘米,每穴令出血6～7滴,多至10余滴。眩晕严重,头痛剧烈,体质壮实者放血宜多,反之宜少。每日或隔日治疗1次,10次为1个疗程。治疗1个疗程后,眩晕等症状不缓解、血压下降不明显者,作无效病例处理。

方 4

【取　穴】　四神聪。

【方　法】　用点刺放血法。用三棱针在上述部位点刺放血,令各出血数滴。每周 2 次。

方 5

【取　穴】　神门、肾、肝。

【方　法】　用点刺放血法。用三棱针在上述穴位点刺放血各少许。每周 1 次,10 次为 1 个疗程。

方 6

【取　穴】　①百会、曲池。②太阳、太冲。

【方　法】　用点刺放血法。每次取 1 组穴,交替使用。用三棱针在所选穴位或穴位附近血络点刺放血数滴。每周 2 次,10 次为 1 个疗程。

方 7

【取　穴】　太阳、委中、曲池,或随症加减。

【方　法】　用点刺放血法。用三棱针在所穴位或穴位附近血络点刺放血数滴。每周 2～3 次,10 次为 1 个疗程。

方 8

【取　穴】　①大椎、肝俞、承筋。②灵台、胆俞、委中。③脾俞、肾俞、足三里。

【方　法】　用刺血加拔罐法。重点取背部俞穴及下肢穴。每次选 1 组穴,交替使用。先用三棱针在所选穴位上点刺出血,血止后拔罐,留罐 20 分钟。隔日 1 次,10 次为 1 个疗程。

方 9

【取　穴】　太阳、曲泽、委中、印堂、大椎、曲池、太冲、太溪、肝俞、肾俞。

【方　法】　用点刺放血法。太阳、委中、曲泽3穴刺络放血,放出血液10余滴,此法仅限用于发作期;大椎穴点刺出血,见血即止;印堂、曲池、太冲、太溪4穴点刺出血,挤出血液3～5滴;肝俞、肾俞2穴点刺出血,挤出血液2～3滴。发作期每日1次,缓解期2～3日1次。

第六法　水针疗法

1. 水针疗法简介

　　水针疗法又称穴位注射,是中西医结合的一种新疗法,它是根据所患疾病,按照穴位的治疗作用和药物的药理作用,选用相应的腧穴和药物,将药液注入腧穴内,以充分发挥腧穴和药物对疾病的综合作用,从而达到治疗疾病目的的一种方法。

　　(1)穴位注药:有中药、西药及中西药物混合制成的针剂。

　　(2)穴位注水:如生理盐水、注射用水及低浓度的葡萄糖溶液等。

　　(3)穴位注液:即穴位注射组织液。

　　(4)穴位注气:亦称穴位充气疗法,常用氧气、空气等。

　　(5)穴位注血:即抽取患者血液注射于穴位上。

　　(6)穴位注油:用某种植物油,如花生油、生姜油等。

2. 水针疗法的作用及特点

　　水针疗法是以中医基本理论为指导,以激发经络、穴位的治疗作用,结合近代医药学中的药物药理作用和注射方法而形成的一种独特疗法。使用时,将注射针刺入穴位后,做提插手法,使其得气,无回血后再将药液缓缓注入穴位,从而起到穴位、针刺、药物三结合的作用。一方面,针刺和药物作用直接刺激经络线上的穴位,产生一定疗效;另一方面,穴位注射后,药物在穴位处存留的时间较长,故可增强与延长穴位的治疗效能,并使之沿经络循行以疏通经气,直达相应的病理组织器官,充分发挥穴位和药物的共同治疗作用;再有,药物对穴位的作用亦可通过神经系统和神经体液系统作用于机体,激发人体的抗病能力,产生出更大的疗效。所以,水针疗法不仅为针刺治病提供了多种有效的特异性穴位刺激物,而且也为药物提供了有相对特异性的给药途径(经络穴位),能减少用药量,提高疗效,是一种很有前途的治疗方法。

水针疗法具有以下特点。

(1)既有针刺对穴位的机械性刺激,又有药物等化学性刺激,二者发生协同作用,更有利于调整机体的功能以达到治疗目的。

(2)穴位注射操作方法,虽较一般注射稍复杂,但与针刺术的手法比较,则易于掌握。

(3)水针疗法用极小剂量的药物,即可取得和大剂量肌内注射同样的效果,所以不仅能提高疗效,而且可以减少用药量。由于用药量的减少,相应的某些药物的不良反应也减低,如哌替啶(度冷丁)常规注射,一般 25～50 毫克,有的患者即可发生头晕、恶心,而小剂量(10 毫克左右)穴位注射,效果不低,不良反应则甚轻微。

(4)一般患者穴位注射以后,即可随意活动,较之针刺留针法缩短了治疗时间。

(5)注入的液体用量多时刺激范围大,且吸收需要一定时间,可于穴位内维持较长时间的刺激,延长治疗时效。

3. 水针疗法有哪些操作方法

（1）用具：使用消毒的注射器和针头。根据注射药物的剂量大小及针刺的深度选用不同的注射器和针头，常用的注射器为1毫升（用于耳穴和眼区穴位）、2毫升、5毫升、10毫升，常用针头为4～6号普通注射针头、牙科用5号长针头及封闭用长针头，穴位注血则以6.5～7号针头为宜。

（2）操作方法

①操作程序。根据所选穴位及用药量的不同选择合适的注射器和针头。将选好穴位的部位充分裸露，找准穴位，避开血管、瘢痕，局部皮肤常规消毒后，用无痛快速进针法将针刺入皮下组织，然后缓慢推进或上下提插，探得酸胀等得气感应后，回抽一下，如无回血，即可将药物推入。一般疾病用中等速度推入药液；慢性病体弱者用轻刺激，将药液缓缓轻轻推入；急性病体强者可用强刺激，快速将药液推入。如需注入较多药液时，可将注射针由深部逐步提出到浅层，边退边推药，或将注射针更换几个方向注射药液。注射完退针后，如发现针孔溢液或出血，可用消毒干棉球压迫。一般注射后让患者稍事休息，以便观察反应。

②注射角度与深度。根据穴位所在部位与病变组织的不同要求，决定针刺角度及注射的深浅。同一穴位可从不同的角度刺入，也可按病情需要决定注射深浅度。如三叉神经痛于面部有触痛点，可在皮内注射成一"皮丘"；腰肌劳损多在深部，注射时宜适当深刺等。

③药物剂量及浓度。穴位注射用药总量须少于常规注射

用量,具体用量应按病情、年龄、注射的部位及药物的性质和浓度等多方面情况而灵活掌握。一般头面部和耳穴等处用药量较小,每个穴位一次注入药量为 0.1～0.5 毫升;四肢及腰背部肌肉丰厚处用药量较大,每个穴位一次注入药量为 1.5～2 毫升。刺激性较小的药物,如葡萄糖注射液、生理盐水等用量较大,如软组织劳损时,局部注射葡萄糖注射液可用 10～20 毫升或 20 毫升以上;而刺激性较大的药物(如乙醇)及特异性药物(如阿托品、抗生素)一般用量较小,即所谓小剂量穴位注射,每次用量多为常规剂量的 1/10～1/3。中药注射液的常用量为 1～2 毫升。由于穴位注射的部位不同于常规注射部位,所用药液的浓度须小于常规注射浓度,用前一般以生理盐水或注射用水稀释。

④疗程。一般每日或隔日注射 1 次,反应强烈者可隔 2～3 日 1 次。穴位可左右交替使用。7～10 天为 1 个疗程,休息3～5 天再进行下一个疗程的治疗。

4. 水针疗法如何进行穴位选择

(1)辨证选穴:水针疗法一般可根据针灸治疗时的处方原则进行辨证选穴,其具体方法有以下几种。

①近部选穴。即在患病的脏腑、五官、肢体的部位,就近选取腧穴进行注射。例如:胃病取中脘、梁门;肾病取肾俞、志室;肩病取肩髃、肩井;膝病取膝关、膝眼;鼻病取迎香、巨髎;面颊病取颧髎、颊车;口齿病取大迎、承浆。既可单经取穴,也可数经同用,旨在就近调整受病经络、器官的阴阳气血。

②远部取穴。又称远道取穴,即在受病部位的远距离取

穴治疗。如《针灸聚英·肘后歌》说:"头面之疾寻至阴,腿脚有疾风府寻,心胸有疾少府泻,脐腹有疾曲泉针。"即是远部选穴的范例。此法在具体应用中,又有本经取穴和异经取穴之分。

本经取穴:当确诊病变属于何脏何经之后,即可选该经有关穴位治疗。如肺病取太渊、鱼际,脾病取太白、三阴交等。

异经取穴:当病变相互影响,彼此相关时,治疗亦必须标本兼顾。如呕吐属胃病,应取中脘、足三里,若由肝气上逆导致胃气不降而呕吐时,则当同时取太冲、肝俞平肝降逆,使胃不受侮,而呕吐可平;又如鼓胀水肿晚期,呈现肝、脾、肾数脏同病的证候,针灸处方常常选用三经以上的穴位。因此,异经取穴法在处理复杂病例的过程中,应用十分广泛。

对症选穴:是针对个别症状的治疗措施,一般属于治标的范畴。如大椎退热、人中苏厥、神门安神、关元温阳等。个别症状的解除,可以为治本创造有利条件,应用时根据病情的标本缓急,适当地采用对症选穴法,也是水针疗法中不可忽视的环节。

(2)寻找阳性反应点:水针的特点之一是临床常结合经络、经穴的触诊法选取阳性反应点进行治疗。即用拇指或食指指腹以均匀的力量在患者体表进行按压、触摸、滑动,以检查其有无压痛、条索状或结节等阳性反应物,以及皮肤的凹陷、隆起、色泽的变化等。触诊检查的部位一般是背腰部的背俞穴,胸腹部的募穴,四肢部则沿经络循行路线触摸,尤其是原穴、郄穴、合穴等特定穴位及一些经验穴。有压痛等阳性反应者,注入反应点往往效果好,反应不明显者,也可取有关俞、募、郄穴进行治疗。

各系统疾病阳性反应易出现的部位:呼吸系统疾病在胸3、5、11椎两旁和肺俞、中府、膻中、风门、孔最等穴处;循环系统疾病在胸4、5椎两旁和厥阴俞、心俞、神门、阴郄等穴处;消化系统疾病在胸5、6、9、10、11、12椎两旁和肝俞、胆俞、脾俞、胃俞、大肠俞、小肠俞、中都、地机、胃热穴、肝热穴、脾热穴等腧穴处;神经系统疾病在胸4~9椎、腰2椎两旁和心俞、厥阴俞、肾俞等穴处;泌尿系统疾病在胸5~7椎、腰2至骶椎两旁和肾俞、膀胱俞等处;运动系统疾病在阿是穴(压痛点)、肾俞、胆俞和受伤组织周围;皮肤疾病在胸3、10椎两旁和肺俞、脾俞、曲池、血海等穴处。

(3)特殊病证的选穴:软组织损伤者可选取最明显的压痛点;较长肌肉的肌腹或肌腱损伤时,可取肌肉的起止点;腰椎间盘突出症,可将药液注入神经根附近。

(4)耳部选穴

①按解剖相应部位取穴。即根据人体的患病部位,在耳郭的相应部位取穴。如眼病取目1、目2穴;胃病取胃穴;妇女经带病取子宫穴。

②藏象辨证取穴。即根据中医藏象学说的理论,按照各脏腑的生理功能和病理表现进行辨证取穴。如皮肤病,按"肺主皮毛"的理论,选用肺穴;又如治疗心血管疾病时,根据"心与小肠相表里"的理论,取小肠穴常能取得满意效果等。

③经络辨证取穴。又可分为循经取穴及经络病候取穴。循经取穴即根据经络循行部位取穴,如坐骨神经痛(后支),其部位属足太阳膀胱经的循行部位,即取膀胱穴治疗;偏头痛,其部位属足少阳胆经的循行部位,故取胰胆穴治疗。经络病候取穴是根据经络之"是动则病""所生病"的病候来取穴,如

牙痛,手阳明大肠经是动则病为牙痛,故取大肠穴来治疗。

④对症选穴。根据现代医学的生理、病理知识,对症选用有关耳穴。如月经病取内分泌穴,神经衰弱取皮质下穴,过敏、风湿病可取肾上腺穴。

⑤经验选穴。即根据临床实践经验,选用有效耳穴。如耳中穴用于治疗膈肌痉挛,又用于血液病和皮肤病;胃穴用于消化系统病症,又用于神经系统疾病;止痛、镇静、安神用神门;老花眼取枕穴;腰腿痛取外生殖器穴等。

耳穴注射应选用易于吸收、无任何刺激性的药物,注射时针头斜面向下,注射在皮下与耳软骨之间,每穴注射 0.1～0.3 毫升,呈现一小丘疹,每次 1～3 穴,隔日注射 1 次,5～10 次为 1 个疗程。一般先注射一侧,两侧交替应用,注药针头宜细,不要过深,以免注入骨膜内,亦不要过浅注于皮内。

5. 水针疗法有哪些禁忌证

水针疗法一般是很安全的,并无绝对禁忌证,如所取穴位处有炎症、湿疹、疖肿或化脓等情况时,可另选具有同样治疗作用的穴位注射。但为安全起见,遇到下列情况应慎用或不予使用。

(1)月龄较小而体质又弱的婴儿。

(2)体质过分衰弱或有晕针史者。

(3)孕妇下腹部及腰骶部不宜用此法。

(4)穴位局部感染或有较严重皮肤病者局部穴位不用。

(5)诊断尚不清的意识障碍患者。

(6)对药物过敏者,禁用该药。

6. 水针疗法有哪些注意事项

(1)治疗时应对患者说明治疗特点和注射后的正常反应。如注射后局部可能有酸胀感,4～8小时局部有轻度不适,有时不适感持续时间较长,但一般不超过1天。如因消毒不严而引起局部红肿、发热等,应及时处理。

(2)严格遵守无菌操作,防止感染,最好每注射一个穴位换一个针头。使用前应注意药物的有效期,不要使用过期药物,并注意检查药液有无沉淀变质等情况,如已变质即应停止使用。

(3)注意药物的性能、药理作用、剂量、配伍禁忌、不良反应和过敏反应。凡能引起过敏反应的药物,如青霉素、硫酸链霉素、盐酸普鲁卡因等,必须先做皮试,皮试阳性者不可应用。不良反应较严重的药物,使用应谨慎。某些中草药制剂有时也可能有反应,注射时应注意。

(4)水针治疗一般药液不宜注入关节腔、脊髓腔和血管内。若药液误入关节腔,可引起关节红肿、发热,疼痛等反应;误入脊髓腔,有损害脊髓的可能。所以,取穴注射药物应避开关节腔、脊髓腔、血管等。

(5)在主要神经干通过的部位做穴位注射时,应注意避开神经干,以不达到神经干所在的深度为宜。如针尖触到神经干,患者有触电感,要稍退针,然后再注入药物,以免损伤神经。

(6)躯干部穴位注射不宜过深,防止刺伤内脏;背部脊柱两侧穴位针尖可斜向脊柱,避免直刺而引起气胸。

（7）年老体弱者,注射部位不宜过多,用药量可酌情减少,以免晕针;孕妇的下腹部、腰骶部穴及合谷、三阴交等穴,一般不宜做穴位注射,以免引起流产。

（8）下腹部腧穴,穴位注射前应先令患者排尿,以免刺伤膀胱。需多次注射时,穴位应轮流使用,一般每穴连续注射不超过 2~3 次。

（9）注药时如发生剧痛或其他不良反应,应立即停止注射,并注意观察病情变化。

7. 水针疗法的意外及处置

（1）意外情况的种类

①感染。多由于消毒不严,或药液浓度较大,注于软组织较薄处,长时间不吸收所致。感染局部轻者发炎,重者化脓,甚至形成溃疡,愈合后留有瘢痕,有的发生深部脓肿,出现败血症,如关节腔内感染,可导致关节强直。

②神经损伤。多由于针头较粗,刺伤神经干或因药物作用致使神经麻痹。其中以上肢正中神经、桡神经及下肢腓神经损伤者较多,颜面神经损伤及小儿坐骨神经损伤者偶有所见。

③药物过敏。轻者局部或全身出现药疹,重者可出现过敏性休克。

（2）处置办法

①一旦发生意外,应以积极态度迅速进行有效的治疗,以防止继续发展、恶化。

②对于感染者应做到早期发现,早期治疗,防止化脓,如

已化脓则应予以外科处理。

③神经麻痹的治疗,常用维生素 B_1、维生素 B_{12}、加兰他敏注射,中药内服或熏洗,以及针灸、理疗、功能锻炼等。轻者经过治疗尚可恢复,重者经治疗 1 年尚不好转者,则难以恢复。

④发生过敏反应时,应立即停药,应用脱敏药物进行治疗。如遇过敏性休克者,需迅速抢救。

(3)预防措施

①必须按操作规程进行操作,熟悉各条注意事项。

②树立良好的医德,操作细心认真。

③严密消毒,必须有严格的无菌观念。

④所用药物必须清楚,对于新的制剂,未经鉴定,不可随意用于人体。

⑤进针探找感觉,不可猛刺、乱刺,如遇强烈触电感并沿神经走行放散,多为刺中较大神经干,需将针头退出少许,再注入药液。

8. 常用水针疗法

方1

【取　穴】 肝俞、肾俞、曲池、足三里、血压点。

【方　法】 每次取 1～2 穴,交替使用,用 5% 当归注射液或夏天无注射液,每穴注射 0.5～2 毫升,每日或隔日 1 次,10 次为 1 个疗程。

方2

【取　穴】 足三里、内关、曲池。

【方　法】 取足三里、内关、曲池,左右交替使用,用

0.25％普鲁卡因注入,足三里 3～4 毫升,内关 1.5～2.5 毫升,曲池 2～3 毫升,间日 1 次,9 次为 1 个疗程。

方 3

【取　穴】　足三里、曲池。

【方　法】　用 1％普鲁卡因 15 毫升,足三里穴注入 10 毫升,曲池 5 毫升,左右交替,每 2～3 日 1 次。

方 4

【取　穴】　太冲、然谷、三阴交、内关。

【方　法】　用当归挥发油溶液,取太冲、然谷、三阴交、内关穴注射,除太冲穴注药 2 毫升外,余穴均为 1 毫升,每日 1 次,每次注射单侧 4 穴。

方 5

【取　穴】　①足三里、内关。②三阴交、合谷。③太冲、曲池。

【方　法】　3 组穴位交替使用,每次每穴注射 0.25％普鲁卡因 1 毫升,每日 1 次,或每穴注射利舍平 0.1 毫克,隔日 1 次,10 次为 1 个疗程。

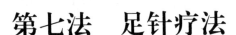
第七法　足针疗法

1. 足针疗法简介

　　足针疗法是民间疗法精华之一,是中医学中一种独特的、操作简便而安全有效的针刺治疗方法,即用 28～30 号 1～1.5 寸长的毫针,在足部上的经穴、经外奇穴和足针穴运用一定的操作手法,给予适当的良性刺激,以达到疏通经络、调节脏腑、调和阴阳、祛邪扶正、防治疾病的目的。这种疗法在民间广泛流传和长期应用,深受广大群众的欢迎。

2. 常用足针疗法有哪些

　　方 1

　　【取　穴】　眩晕点、肝点、肾点。

　　【方　法】　局部常规消毒后,取 1 寸长的毫针直刺,得气后留针 15～30 分钟。行中刺激,用补法或平补平泻法,或先泻后补。每日 1 次,7 次为 1 个疗程。

　　方 2

　　【取　穴】　足三里、眩晕点或加太冲、涌泉。

　　【方　法】　局部常规消毒后,用 1～1.5 寸的毫针直刺,其中足三里刺入 0.8 寸深(余穴为 0.3～0.5 寸),得气后,留针 30

分钟。行中、强刺激,用泻法。每日1次,7次为1个疗程。

方3

【取 穴】 涌泉、肝阳、大敦、冲谷、中封。

【方 法】 局部常规消毒后,涌泉穴用艾条温和灸;肝阳、大敦用三棱针点刺出血;冲谷用1寸毫针直刺,用平补平泻法。每日1次。同时嘱其将铁圆珠置地下,其圆珠对准涌泉或足中平穴,反复轻踏30分钟,每日早、晚各1次。

方4

【取 穴】 ①太冲、行间、大敦、丘墟、太溪。②公孙、内庭、足临泣、太白。③涌泉、太溪、大敦、天癸、照海、至阴。

【方 法】 上列3方,随症选用。局部常规消毒后,用1寸长的毫针直刺,得气后留针15～30分钟。行中、强刺激,实证用泻法,虚证用平补平泻法。每日或隔日1次,7～10次为1个疗程。

方5

【取 穴】 足三里、照海、行间、涌泉、太溪、太白、太冲、眩晕点。

【方 法】 局部常规消毒后,用1～1.5寸长的毫针直刺,得气后留针30分钟,每隔5～10分钟行针1次。行中、强刺激,用泻法或平补平泻法。每日或隔日1次,7～10次为1个疗程。

方6

【取 穴】 太冲、涌泉、肝点、肾点。

【方 法】 局部常规消毒后,取1寸长的毫针直刺,得气后留针15～30分钟。行中刺激,用补法或平补平泻法,或先泻后补。每日1次,7次为1个疗程。

方 7

【取　穴】　三阴交、照海、涌泉、太溪、肝点、眩晕点。

【方　法】　局部常规消毒后,用1～1.5寸长的毫针直刺,得气后留针30分钟,每隔5～10分钟行针1次。行中、强刺激,用泻法或平补平泻法。每日或隔日1次,7～10次为1个疗程。

第八法 艾灸疗法

1. 艾灸疗法简介

艾灸疗法是用艾绒制成的艾炷或艾条,烧灼或熏烤体表穴位或患部,使局部产生温热或轻度灼痛的刺激,以调整人体的生理功能,提高身体抵抗力,从而达到防病治病目的的一种治疗方法。

2. 艾灸疗法常用哪些艾灸材料

(1)艾绒:艾绒是艾叶晒干后,捣春极细,除去杂质,如纤绒样,放入罐中,密封备用。

(2)艾炷:将艾绒揉成塔形小体即艾炷。大小可分 3 种:小者如粟粒,稍大者如半个枣核,大者如拇指头。

(3)艾条:以艾绒,或掺入芳香温通之中药细粉,制成条状。不掺药的叫"艾条",掺药的叫"药条"。具体制法:取艾绒 24 克,平铺在 26 厘米长,20 厘米宽,质地柔软疏松而又坚韧的桑皮纸上,将其卷成直径约 1.5 厘米的圆柱形,越紧越好,然后用胶水或糨糊封口即成。

3. 艾灸疗法如何进行操作

(1)施灸壮数和艾炷大小:艾炷之大小和灸壮之多少需按病情和穴位之所在部位而定。如在头面和耳尖部以小艾炷为好,四肢及胸背部以大艾炷为宜。《明堂下经》说:"凡灸欲炷下广三分,若不三分,则火气不达,病未能愈。"指出艾炷下要广三分方可,否则,艾火之气不能深达脏腑经络之间,将直接影响疗效。在一般情况下,艾炷还是稍大点好。灸治小儿,艾炷宜小。按疾病的寒热虚实,决定施艾壮数,一般3～5壮,亦可灸数十壮。

(2)直接灸:将艾炷直接放在穴位上烧灼,一般用小艾炷。根据烧灼的程度不同,又可分为瘢痕灸、无瘢痕灸两种。

①瘢痕灸。用小艾炷在穴位上燃烧,至整个艾炷燃完,另换一炷继续点燃。此法能使局部皮肤灼伤起疱,化脓结瘢,故又称"化脓灸"。一般在6周左右施行1次,或者在三伏天进行1次。对于某些顽固性疾病有一定疗效。但因操作麻烦,患者有一定痛苦,故很少使用。

②无瘢痕灸。用中等艾炷放在穴位上点燃,待艾炷烧剩1/2或1/4时,患者感到舒适而稍有灼热,即将未燃尽之艾炷去掉,另换1炷,放于原穴位上再灸。此是常用的灸法,适用于身体虚弱的慢性病。

(3)间接灸:亦称隔物灸,即在皮肤和艾炷之间加一层物垫衬,使艾炷不直接和皮肤接触,仅有热的传导,常用的有以下几种。

①隔姜灸。切0.1～0.2厘米厚的鲜姜1片,用针扎许多

细孔,平放在施灸的皮肤上,上面再放艾炷灸之。当患者感到灼热时,即另换1炷。直灸到局部红润,灼热为止。对皮肤薄嫩的患者,可以减少壮数,以免灼伤皮肤。此法不但有艾灸的作用,而且有生姜的散寒通经作用。

②隔蒜灸。与隔姜灸方法相同,仅以独头蒜片代姜片。此法除灸穴位外,还可以在未化脓的肿疡上施灸。

③隔葱灸。将葱白平铺于肚脐上,上置大艾炷灸之。

④附子饼灸。用制附子细末,酒和做成小饼,直径约1.5厘米,中间穿孔,上置艾炷灸之。

⑤隔盐灸。用干净食盐,炒后填平肚脐,上置大艾炷灸之。

(4)艾条灸:艾条灸分温和灸、雀啄灸、回旋灸3种。

①温和灸。术者手执点燃艾条,对准需灸的穴位或患部,其距离以患者感到温热、舒适为度。一般距皮肤1.5~3厘米,每穴灸3~15分钟,灸到皮肤产生红晕为止。此为灸法中最常用的一种。

②雀啄灸。手持点燃艾条,对准穴位,如鸟雀啄食状,一起一落断续施灸。艾火与皮肤一般距3厘米左右,可灸3~5分钟。此法多用于小儿和晕厥急救。

③回旋灸。用点燃的艾条在皮肤上往复盘旋灸。用于面积较大的肢体麻木,皮肤病。

(5)温针灸

①一切准备工作均同毫针针刺疗法。

②按照针刺疗法将针进到一定深度,找到感应,施用手法,使患者取得酸麻沉胀的感觉,留针不动。

③在针尾装裹如枣核大或如小枣子大的艾绒,点火使燃。

或用艾卷剪成长约 2 厘米一段,插入针尾,点火加温。

④一般温针燃艾可 1～3 炷,使针下有温热感即可。

⑤留针 15～20 分钟,然后缓慢起针。

(6)器械灸:是借助器械使艾烟达到治疗部位,如盒灸、肛灸等。

4. 艾灸疗法有哪些作用

(1)温通经络、祛散寒邪:《素问·异法方宜论篇》记载,"脏寒生满病,其治宜灸治"。由于艾叶的药性是生温熟热,艾火的热力能深透肌层,温经行气,因此灸法具有很好的温通经络、祛散寒邪的作用,临床可用治寒邪为患的病症。

(2)升提中气、引气下行:《灵枢·官能》记载,"上气不足,推而扬之;下气不足,积而从之"。灸法对气血的运行能起"推而上之"或"引而下之"的引导作用。如预防卒中的发作,可灸治下肢的中三里穴和绝骨穴,以平肝降逆、引气下行;对于气虚阳气下陷的脱肛、久泄等症,可灸疗巅顶的百会等穴,以开提阳气。疾病的产生多是气血失调的结果,而灸法能引导气血,可见其适应范围甚为广泛。

(3)回阳固脱、补气培本:《本草从新》指出,"艾叶苦辛……纯阳之性,能回垂绝之阳"。可见灸法具有补气培本、回阳固脱的功效。临床对阳气虚脱而出现的大汗淋漓、四肢厥冷、脉微欲绝的脱证,以及遗尿、阳痿等都可随证选用。

(4)行气活血、散瘀消肿:气为血之帅,血随气行,气得温则疾,气行则血行。灸法为温热刺激,可使气机温调,营卫和畅,起到行气活血、消瘀散结的作用。故对各种痛证、瘰疬、寒性疖肿及乳痈初起等,都可选用本法治疗。

5. 常用艾灸疗法

方 1

【取 穴】

(1)主穴:百会、风池、头维。

(2)配穴:少寐易怒者加神门、三阴交、太冲、行间;腹胀纳呆者加足三里、天枢;大便秘结者加支沟、上巨虚;痰多吐涎者加丰隆、阴陵泉;胸脘痞满者加中脘、内关;气短自汗者加膻中、复溜;五心烦热者加内关、三阴交等。

【灸 法】

(1)温和灸:每次选穴 2~4 个,每穴灸 10~25 分钟。每日 1 次,10 次为 1 个疗程。

(2)无瘢痕灸:每次选穴 1~2 个,每穴灸 4~5 分钟,艾炷如麦粒大。隔日 1 次,3 次为 1 个疗程。

(3)温灸器灸:每次选穴 2~5 个,每穴灸 10~20 分钟。每日灸 1 次,5~7 天为 1 个疗程。

方 2

【取 穴】 中脘、足三里、神阙。

【灸 法】 每穴每次用艾条温和灸,或用艾绒温筒灸 25~30 分钟。每日灸治 1 次,与其他灸方循环温灸。

方 3

【取 穴】 环跳、阳陵泉、神阙。

【灸 法】 每穴每次用艾条温和灸,或用艾绒温筒灸 25~30 分钟。每日灸治 1 次,与其他灸方循环温灸。

方 4

【取　穴】　风市、申脉、神阙。

【灸　法】　每穴每次用艾条温和灸，或用艾绒温筒灸25～30分钟。每日灸治1次，与其他灸方循环温灸。

方 5

【取　穴】　身柱、腰阳关、三阴交、神阙。

【灸　法】　每穴每次用艾条温和灸，或用艾绒温筒灸25～30分钟。每日灸治1次，与其他灸方循环温灸。

方 6

【取　穴】　百会、哑门、合谷、神阙。

【灸　法】　每穴每次用艾条温和灸，或用艾绒温筒灸25～30分钟。每日灸治1次，与其他灸方循环温灸。

方 7

【取　穴】　中脘、足三里、悬钟、神阙。

【灸　法】　穴位上置姜片，姜片上放艾炷施灸，每穴每次灸治5～9壮，艾炷如黄豆或枣核大。每日灸治1次，5～7次为1个疗程，疗程间隔3日。

方 8

【取　穴】　关元、内关、阳陵泉、涌泉。

【灸　法】　穴位上置姜片，姜片上放艾炷施灸，每穴每次灸治5～9壮，艾炷如黄豆或枣核大。每日灸治1次，5～7次为1个疗程，疗程间隔3日。

方 9

【取　穴】　百会。

【灸　法】　采用艾条雀啄灸，从远处向百会穴接近，当患者感觉烫时为1壮，然后将艾条提起，再从远端向百会穴接近,同样患者感觉烫为 1 壮,如此反复 10 次为 10 壮。两壮之间应间隔片刻,以免起疱。隔日灸 1 次,中病即止。

方 10

【取　穴】　血压点(位于第 6、7 颈椎棘突间旁开 2 寸处)、涌泉。

【灸　法】　每取一侧穴,两侧交替用。①用艾条雀啄灸或温和灸,先上后下,各灸 5～10 分钟,每日或隔日灸 1 次,10 次为 1 个疗程。②用灯火灼灸,上穴各灼灸一下,3 日 1 次。

上法灸毕,即外贴涌泉穴。

第九法　拔罐疗法

1. 拔罐疗法简介

拔罐疗法又称"负压疗法",是用罐状器具,扣在患处或穴位上,用烧火、温热或直接抽取罐中空气(或温水)的办法,造成罐中负压,使它紧吸在皮肤上,造成瘀血现象,从而起到治病作用的一种常见的民间治疗方法。

拔罐疗法在我国古代称"角法",是用牛羊角作罐子,后来改用竹管做罐子,最后又改为陶制罐子和玻璃罐子。早在公元281～361年,晋代葛洪著的《肘后方》中就提到"角法",可以认为是我国拔罐疗法的起源。

拔罐疗法在世界上许多国家被广泛应用。印度、希腊等国使用这种疗法有较长的历史。而当代的拔罐疗法,无论是在火罐的制作,还是操作方法,以及适应证的研究,都较过去有了进一步的改进及提高。

2. 火罐种类有哪些

(1)竹制火罐:用直径3～5厘米的竹筒,制成8～10厘米长,中间略粗,两端略细,形如腰鼓的圆柱形管子,一端留节做底,罐口打磨光滑。其优点是轻便、耐用、不易损坏。

（2）陶制火罐：用陶土烧制而成。罐口平滑，形如木钵。优点是吸力大，缺点是易损坏。

（3）玻璃火罐：这是在陶罐基础上加以改进，用玻璃制成的。因其透明，可随时看到拔罐部位的瘀血程度，便于掌握情况，这是它的优点。但也易损坏。

以上3种火罐，每种又有大、中、小之分，可根据病变部位及疾病性质不同而选用不同型号的火罐。在农村，病家一时找不到专门制作的火罐，也可就地取材，采用玻璃罐头瓶、药瓶、茶杯、木碗等作火罐，同样可以解决燃眉之急。

3. 如何进行拔罐疗法的操作

拔罐疗法可分为火罐法、水罐法、竹管法、推罐法等。现将它们的操作方法分别叙述于后。

（1）火罐法

①投火法

· 根据病变位置及疾病性质，选择大小适中的火罐1个或数个，以及火柴、酒精棉球或纸片等。

· 让患者取合适的体位，将酒精棉球或纸片点着，投入罐中，然后立即将火罐罩在选定的部位，停适当的时间起罐。起罐时切不可硬拔硬拉，以免撕破皮肤。

· 操作者应以左手扶罐，以右手拇指沿火罐一侧边缘下压患者肌肤。这样，火罐与肌肤之间就出现一个空隙。空气从这里进入罐内，火罐即自行脱落。投火法适用于侧面横拔，否则容易因燃烧物（纸片或酒精棉球）落下而烫伤皮肤。

②闪火法

·准备好火罐、火柴、酒精棉球、长镊子等用品。

·让患者取合适体位,操作者划着火柴,点燃酒精棉球,然后左手持罐,右手用镊子夹起着火的棉球,在罐内壁中段绕上一周,迅速罩在选定部位。停适当时间起罐,方法同"投火法"。闪火法比较安全、节约,操作熟练时一个棉球可连续拔5～7个火罐。

③贴棉法

·准备好火罐、火柴、酒精棉球等用品。

·将酒精棉球展成薄片状,贴在火罐内壁中段,点燃后罩在选定部位,停适当时间起罐,方法同上。贴棉法不受体位限制,但应注意贴棉的酒精含量不宜太多,否则燃烧的酒精滴下会灼伤皮肤。

④隔盖法

·准备好火罐、火柴、酒精棉球、墨水瓶盖或青霉素瓶橡皮盖等。

·让患者取卧位,将瓶盖放在选定的部位上,凹面向上,将酒精棉球放在瓶盖内,点燃后将火罐罩住瓶盖,即可吸在肌肤上。停适当时间,起去火罐,方法同上。此法安全可靠,吸力大,易于掌握,适于初学者使用。

(2)水罐法

①准备5毫升注射器1支,5号注射针头1个,水罐数个(用青霉素瓶或链霉素瓶制作,将瓶底磨掉,边缘要整齐光滑,橡皮盖保留),40℃温水1碗。

②瓶中盛满温水,罩在选定穴位上,然后用注射器将瓶中温水抽出适量,形成负压,使瓶紧吸皮肤。停5～10分钟起

罐,方法同抽气拔罐法。区别是一个瓶中是温水,一个瓶中是空气。

(3)抽气法

①准备注射器及注射针头 1 支(大小根据所用拔罐大小而定),拔罐一至数个(用带有橡皮塞的瓶子制作,横截锯断瓶底,断面要整齐光滑)。

②将罐罩在选定的部位上,用注射器通过橡皮塞抽出空气。抽气多少以患者感到局部紧张微痛为度。经 10～15 分钟起罐,方法同上。此法安全可靠,简便节约。

(4)水煮法(又名竹管法)

①根据病情选择竹罐一至数个,中药 1 剂,纱布袋 1 个,长镊子 1 把。

②先将中药装入袋内,扎紧袋口,放砂锅内煮沸约 30 分钟,然后放入竹罐再煮 15 分钟。将竹罐用镊子取出,倒去药液,用温毛巾折叠几层紧扣罐口,趁热罩在选定的部位上(注意不要烫伤皮肤)。

(5)推罐法(又名走罐法)

①准备火罐 1 个(大小适中),火柴,酒精棉球,凡士林或其他油类。

②让患者取合适体位,拔罐处涂凡士林或其他油类少许,然后用贴棉法将火罐罩在选定部位,待火罐紧吸肌肤后,再用力将罐子上下或左右来回推拉移动四五次。此法适用于面积较大、肌肉丰厚的部位,如脊柱两侧或股部等。

(6)刺络法

①准备粗短毫针(或三棱针,或辊刺筒)1 枚,以及酒精棉球、火罐、火柴等。

②让患者取适当的体位,在选定的部位用酒精棉球消毒后,在比火罐口径略大的范围内用粗短毫针、三棱针进行散刺,或以皮肤针(梅花针或七星针)做较重叩刺,或以辊刺筒来回滚刺3～5分钟。轻刺者使皮肤红晕,中刺者使皮肤表面粒样出血,重刺者使皮肤表面芝麻样点状出血,然后在针刺过的皮肤上拔罐5～10分钟,也可同时在刺过的地方拔几个火罐。

以上各种拔罐方法,时间的长短,应视该处软组织的厚薄及气候条件等情况而灵活掌握。一般在腰部、臀部、大腿部等肌肉丰厚的地方,可拔10～15分钟;在胸部、背部肌肉较薄的部位,可拔5～10分钟;在面部、颈部等处可拔3～5分钟。天气炎热时拔罐时间应短,过长易起水疱;气候寒冷时可适当延长。在有毛发及凸凹不平处拔罐,可先剪去毛发,并在拔罐处贴较薄的生面饼,然后再拔罐就容易吸住。

罐子的大小要与局部面积大小相适应。局部面积大的,就要用大些的罐子;局部面积小的,就用小点的罐子。拔1个罐子不行,也可同时在患者身上拔几个罐子。

4. 拔罐疗法禁忌证

孕妇、妇女经期、肌肉枯瘦之人、6岁以下儿童、70岁以上老年人,精神病、水肿病、皮肤病、心力衰竭、恶性肿瘤、活动性肺结核、急性传染病、有出血倾向等患者,以及眼、耳、乳头、前后阴、心脏搏动处、大血管通过的部位、骨骼凸凹不平的部位、毛发过多的部位等,均不宜用拔罐疗法。

5. 拔罐疗法的注意事项

(1)严格遵循操作规程,掌握操作方法,做好患者思想工作,解除患者顾虑,以免精神紧张。

(2)火罐口径大小要与局部面积相适应。局部面积大的用大火罐,局部面积小的用小火罐。

(3)拔罐时罐与肌肤一定要吸紧。吸得紧,效果好;吸得松,效果差。

(4)牢记禁忌证与禁止拔罐的部位。

(5)在上次拔罐出现的瘀血现象尚未消退之前,不宜在原处拔罐。

(6)用刺络法拔罐时,不管针刺面积大小或拔罐数量多少,每次出血总量以不超过10毫升为宜。

(7)防止烧伤、烫伤,并注意防止火灾。

(8)若拔罐处发生水疱,可外涂甲紫。

(9)拔罐时注意不要使患者受冷受风,以免感冒。

(10)在使用本法的同时,必要时也可配合其他疗法。

6. 常用拔罐疗法

方1

【选　穴】　①大椎、肝俞、心俞、灵台、脾俞、肾俞。②第一颈椎至骶尾部督脉及其两侧膀胱经内侧循行线、曲池、足三里或三阴交穴。

【方　法】　①组穴施以刺络罐法,先用三棱针点刺或皮

113

肤针叩刺各穴,然后施用闪火法将罐具吸拔在叩刺的穴位上,留罐10～15分钟,每次1组穴,隔日1次;或取②组穴,先将润滑剂涂抹在背部,然后走罐至皮肤紫红,再在曲池、足三里穴或三阴交穴施以留针罐法吸拔穴位,留罐10～15分钟,每日或隔日1次。

方2

【选　穴】　①大椎、心俞、足三里穴。②大杼、心俞、肝俞穴。

【方　法】　①局部常规消毒后,以闪火法(即将罐拿在左手上,右手点火迅速在罐内闪一下以减少罐内的氧气)将大小适宜的罐具吸拔于大椎穴上20分钟后起罐。一般隔日拔火罐1次,10次为1个疗程,休息5～7日后可进行下一个疗程。适用于各种证型的高血压。②局部常规消毒后,用拔火罐法拔足三里、曲池穴。拔火罐时取大小合适的罐具,把小纸条点燃后,投入罐内,不等纸条燃尽,迅速将罐罩在应拔穴位上,留罐15～20分钟。一般隔日拔罐1次,10次为1个疗程。适用于各种证型的高血压。③局部常规消毒后,用三棱针在大椎穴上横划1厘米长的痕迹,以划破皮肤并有少量血液渗出为度,然后迅速拔火罐于穴上,留罐5～15分钟,起罐后用无菌纱布包扎,以防感染。一般每周治疗1次,5次为1个疗程。适用于肝火亢盛型、阳虚阳亢型及肝肾阴虚型高血压。④取脾俞、肾俞、丰隆、大椎、足三里穴,每次可选取3～4个穴位。局部常规消毒后,以闪火法将大小适宜的罐具吸拔于穴位上,留罐15分钟。一般每日或隔日拔火罐1次,10次为1个疗程。适用于各种证型的高血压。⑤局部常规消毒后,用拔火罐法拔大椎、筋缩、曲池及肝俞穴。拔火罐时选取大小适合的罐具,用闪火法把罐吸附于相应的穴位上,留罐 10～20 分钟。一般每日或隔日拔火罐 1 次,10 次为 1 个疗程。适用于各种证型的高血压。

第十法　刮痧疗法

1. 刮痧疗法简介

　　刮痧疗法就是运用各种工具(如苎麻、麻线、棉纱线团、铜钱、银圆、瓷碗、瓷调羹或水牛角板等),蘸上水、香油、桐油、芫荽酒或具有一定药物治疗作用的润滑剂、润肤露之类,在人体某一部位的皮肤上进行刮摩,使皮肤发红充血,出现一片片或一块块的青紫瘀斑或斑点,从而达到预防疾病和治疗疾病的目的。它具有简便易行、治疗范围广泛等优点,是一项值得人们应用和推广的自然疗法。

2. 刮痧治疗高血压的机制

　　刮痧疗法,之所以能够治疗各种病症——无论是急性病症还是慢性病症,其基本原理是基于人体的脏腑、营卫、经络、腧穴等学说基础之上的。

　　脏腑、营卫、经络之气输注于体表,经络、营卫、气血在体表互为相通的点,是为腧穴。人体中的腧穴统言有 365 个,分布于各条经脉之上,而与经络相交错的肉分之中,有疏有密,有深有浅,各个部位不完全相同。由于腧穴是脏腑经络之气盛衰的反应点,是营卫气血循环运行过程中的会聚和交会之处,所以它反映着脏腑经络的正常与否,并规定着营卫气血的规律性循环运行,保证着人体脏腑经络、五官九窍、四肢百骸的正常功能活动,其中最为重要的功能就是通调营卫。

以上脏腑、营卫、经络、腧穴四者联结成为一体,就构成了人体从内及外和从外达内的反应通路,即脏腑是人身的主体,是生命活动的根本,其产生的营卫气血是维持和营养人体生命活动的基本物质,并以经络为运行通道,作用于机体各部,反应于人体各腧穴之中。我们所运用的刮痧疗法治疗疾病,正是基于这四者的关系:人体的脏腑、经络、营卫、腧穴,并把它们连接成一个从内及外与从外及内的治疗反应通路。通过运用一定的工具刮摩人体皮肤,作用于某些腧穴(即刮痧的经穴部位)上,产生一定的刺激作用,从而达到疏通经络,通调营卫,和谐脏腑的目的,脏腑协调,营卫通利,经络顺畅,腧穴透达,则人之生命活动正常,人体健康,而疾病即无由发生。

3. 刮痧疗法的分类

(1)放痧疗法:是指用特定的工具在病者身上迅速点刺,然后在点刺的部位上挤出一点血液来,使邪毒从血液中排泄出来。它具有"发散""清泄"的作用。使用的工具,最早使用的是砭石,以后随着工具的改进,有用陶针的,陶针比之砭石来更为锋利,且光滑轻巧。现代常用的是由不锈钢制作的三棱针。

(2)扯痧疗法:是指医者用自己的食指、拇指和中指等三指提扯病者的皮肤或一定的部位,使表浅的皮肤和部位上出现一些紫红色或暗黑色的痧点子。其中,如果是用食指和中指提扯的,力量较重,叫作"拧痧";如果是用拇指和食指提扯的,力量较轻,就叫作"挤痧"。对于扯痧疗法,各地有不同的称谓,如有的叫"撮痧"或"钳痧斑";有的叫"拈痧";有的叫"扭痧""夺痧";有的叫"提痧""掐痧",等等。

(3)焠痧疗法:一名灯火火焦法,是用灯芯蘸油,点燃后,在患者皮肤上的红点处上燃烧,手法要快,一接触到患者皮肤,往往可以听见灯火燃着皮肤的爆响声,十分清脆。这种疗法在痧病中主要用于寒证,如腹痛、手足发冷、口唇发冷等症状。同时也可适用于其他证候。正如《仙传外科秘方》中曰:"搅肠沙证发,即腹痛难忍,但阴沙腹痛而手足冷,看其身上红点,以灯草蘸油点火烧之。"《养生镜》中提到焠痧疗法:"红珠,禀气厚实,重感秽邪,风热无从发泄,卒然周身毛孔透出红点如珠,若红珠绽凸,满身作胀,睛定牙紧,人事不省者,急用焠法。"《经验良方大全》中也有提到:"阴阳绞肠痧,凡腹痛手足冷,身有红点,名阴绞肠痧。以灯草蘸油点火焠其红点。"

(4)拍痧疗法:在古代时运用很多,往往和刮痧疗法、放痧疗法配合使用,以加强痧证的治疗作用。《痧胀玉衡》中多次论及的是用于痧证青筋的拍打。

4. 刮痧疗法有哪些治疗原则

刮痧疗法的治疗原则从总体上来说,就是要调整治理脏腑、营卫、经络、腧穴的功能活动,以及它们之间的相互关系,使之协调一致,共同发挥正常的作用。分而言之,则治疗疾病要注意以下几点。

(1)要三因制宜:即因地、因时、因人制宜。同药物、针灸、推拿治疗疾病一样,刮痧疗法要根据患者的不同性格、不同年龄、不同体质、不同生活习惯、不同地域环境、不同时令气候变化和不同病症等的具体情况而采取相应的治疗措施。

(2)分清疾病的标本:刮痧前分清病情的缓急,以确定是先治其标,还是先治其本,或是标本兼顾。

临床上,疾病情况往往表现有先后缓急的不同,因而在治疗上就应有标本缓急的区别,而标本治疗的临床运用,一般是"治病必求于本",也就是针对疾病的本质而治疗。然而在某些情况下,标病甚急,若不及时解决,可影响疾病本身或是其他疾病的治疗。因此,我们就要根据"急则治其标,缓则治其本"的原则,先治其标病,后治其本病;如果是标本并重的,则应标本兼顾,而采取标本同治的原则。

(3)要扶正祛邪,辨别疾病的邪正虚实:疾病的进退关系到邪正双方,邪盛于正则疾病加重,正胜于邪则疾病减轻,所以治疗疾病就要协其正气,使机体抵抗能力增强,使邪去而正气安康,邪退正胜,则疾病趋于好的方向转化,故扶正祛邪是临床治疗的又一个重要原则,而下面所谈到的刮痧疗法中的补法和泻法就是扶正祛邪的具体运用。

(4)选适宜的治疗部位:由于疾病的不同,表现的症候相差甚远,因而刮痧治疗部位是不一样的,所以临床上要根据疾病症候,通过中医辨证方法,而施以相应的主刮或配刮的刮痧治疗部位,或主刮的主要部位(或称主要经穴部位)进行治疗,或主刮的主要部位而配上配伍的次刮部位(或称次要经穴部位)进行治疗。

刮痧疗法的具体方法有补法和泻法两种。根据中医学的治疗观点,疾病虚者当补其不足,疾病实者当泻其有余,所谓

"虚则补之,实则泻之"。当患者表现为虚弱的情况下,运用刮痧疗法,以轻柔和缓的方法,进行较长时间的刮摩,使正气得到补助,疾病好转,这就是补法;当患者病情表现为实盛的情况下,运用刮痧疗法,以强烈有力的手法进行较短时间的刮摩,使邪气得以祛除,缓解病情,这就是泻法。刮痧之补法和泻法的运用,是根据患者的临床表现的具体情况而采取的两种治疗方法,通过刮摩人体皮肤,以及人体皮肤上的某些经穴部位,使其产生节律性刺激,从而达到疾病补虚泻实之目的。

5. 常用刮痧疗法

(1)刮痧的部位及方法:①取颈椎两侧,进行直线刮治,以局部皮肤出现紫红出血点、出血条为度。②取额部两太阳穴,进行局部平行刮治,以出现痧条为度。③取眉中印堂穴、颈项部风池穴,进行掐捏,以局部出现潮红或微微紫红为度。④取脊柱及背部两侧膀胱经,进行刮治或擦痧,以局部出现充血斑点或斑块为度。⑤取肩部及肩井穴,进行刮治或擦痧,以局部出现充血斑点为度。⑥取上肢背部及曲池穴,进行刮治或擦痧,以局部出现充血斑点为度。⑦取足三里、三阴交穴,进行直线刮治,以局部出现充血紫斑为度。⑧取太冲穴进行刮治或点揉,以局部出现充血斑点为度。

(2)刮痧的时间与疗程:以上 8 种方法和刮痧部位,可分为两组,转换使用,一般每个部位刮 15～20 次,每次 15 分钟左右。手法不宜过重,以患者能耐受为度,尤其初次治疗时间不宜过长。第二次刮治应间隔 5～7 天,如刮治部位痛感已消除,3～5 天也可施行第二次刮治。一般 10 次为 1 个疗程,间隔 10 天后可进行下一个疗程的刮治。

（3）刮痧的补泻手法：刮痧疗法分为补法和泻法两种手法，依据操作力量的轻重、速度的缓急、刮治时间的长短、刮治的方向和局部皮肤的充血紫点程度等方面进行区分。凡操作力量较轻，速度较慢，刮治时间较短，作用较浅，局部皮肤充血紫点较轻，对皮肤、肌肉有兴奋作用的手法，称为"补法"，适用于高血压肝肾阴虚、阴阳两虚等虚证患者。凡操作力量较重，速度较快，刮治时间较长，作用较深，局部皮肤充血紫点较重，对皮肤、肌肉等组织有抑制作用的手法，称为"泻法"，适用于高血压阴虚阳亢、肝风内动、痰浊内阻等实证患者。介于补法与泻法两者之间的手法，称为"平法"，适用于阴虚阳亢等虚实夹杂证的高血压患者。

方 1

【取　穴】　印堂、人迎、风池、曲泽、曲池、合谷、太冲、丰隆。

【方　法】　①患者取端坐位，用干净毛巾蘸肥皂液在施术处揩擦，再以少许植物油或凡士林涂抹脊背部，然后用边缘光滑且已消过毒的陶瓷器片（如汤匙）等作为刮治工具，用泻法点状刮拭印堂、人迎、风池穴，至"痧痕"显现。②患者取俯坐位或俯卧位，暴露所需刮治部位，医者手持操作工具蘸香油或清水等，用泻法线状刮拭颈部与背部的督脉（由上而下）、足太阳经（由下而上），至"痧痕"显现。③患者取端坐位或仰卧位，在上脚和下肢的施术部位抹上香油或清水等，用泻法点状刮拭曲泽、曲池、合谷、太冲、丰隆穴，至"痧痕"显现。④每一施术部位施术时间约 10 分钟，7 次为 1 个疗程。通常每日施术 1 次。症状轻微者可隔日 1 次，血压偏高、症状明显者可每日 2 次。至症状消失一般需 1～4 个疗程。血压趋于正常后可停止施术,以后偶尔出现血压升高时,可以补法刮拭 1～2 次。手法适宜于高血压的平时治疗,每日或隔日 1 次,5 次为 1 个疗程,间隔 3 日再予治疗。有明显的降压效果。

方 2

【取　穴】　脊柱两侧和骶椎及其两侧,耳甲,外耳道及耳后之乳突部,颈部前后及头顶部,膝弯区。

【方　法】　用刮痧加叩刺法。先在脊柱两侧(从颈 1 至尾椎)自上到下轻刮 3 行,以出现泛红为止,再于骶椎及其两侧平刮(手法力度中等)5 行,至出现痧痕为止。以撮痧法中之拧痧施于颈前刮拭后,以出现痧痕为止,再用梅花针叩刺(轻刺)耳甲、外耳道及耳后之乳突部、头顶区,最后刮膝弯区。每日 1 次。

方 3

【取　穴】　脊椎(自长强至大椎)。

【方　法】　用捏痧法。自长强穴部捏、拿、提至大椎,再用双手掌根自脊椎旁由上而下缓缓用力平推至骶椎部,如此往返 30 分钟后,嘱其晚间用黄连、肉桂、吴茱萸各等份研细末,以菜油调敷关元、涌泉穴(足心)2～3 小时。每日 1 次。

方 4

【取　穴】　风池、肩井、头后部及肩部、脊柱及背部两侧膀胱经、太阳、曲池及上肢背侧、足三里、三阴交、太冲。

【方　法】　用刮痧、点揉法。先刮风池、肩井、头后部及肩部、脊椎及背部两侧膀胱经;再刮曲池及上肢背侧、足三里、三阴交,均用平泻法至出现痧痕为止,然后点揉太阳和太冲穴,每穴 3～5 分钟。每日 1 次。

方5

【取　穴】　主穴：大椎、大杼、膏肓俞、神堂。配穴：曲池、足三里、太阳、合谷、太冲、风池、外关、神门、三阴交、丰隆。

【方　法】　用刮痧法。先刮主穴至出现痧痕为止，再刮配穴（不一定全用）。每日1次。

方6

【取　穴】　主穴：大椎、心俞、肾俞。配穴：太阳、头维、内关、合谷、足三里、丰隆、三阴交、涌泉。

【方　法】　用刮痧法。先刮主穴至出现痧痕为度，再刮配穴（每次选3～4个穴，交替使用）。每日1次。

方7

【取　穴】　脊柱两侧，肩上区，颈前后区和头顶区，肋间区，胸1～5与骶椎及其两侧7行，异常反应区、膝弯区及小腿侧区。

【方　法】　用刮痧法。先于脊柱两侧（从颈1至尾椎）3行及肩上区轻刮1行，至出现泛红为止，再重点刮胸1～5与骶椎及其两侧和异常反应区，至出现痧痕为止（用平泻法），然后刮颈后、颈前（可用拧、扯、夹痧法）、头顶区（可用梅花针轻叩刺）、肋间区、膝弯区及小腿外侧区。每日1次，5～10次为1个疗程。

方8

【取　穴】　风池、肩井、头后部及肩部、背部膀胱经、曲池、足三里、三阴交。

【方　法】　用刮痧法。先刮风池、头后部、肩井及肩部，再刮背部膀胱经，然后刮手臂曲池穴，最后刮下肢部的三阴交、足三里。用平补平泻法，刮至微现痧痕为度。每日或隔日

1次。

方9

【取　穴】　印堂、太阳、百会、风池、风府、角孙、睛明、心俞、肝俞、肾俞、中脘、气海、大横、曲池、三阴交、涌泉。

【方　法】　用刮痧、按揉法。先按揉头面部的百会、角孙、太阳、印堂、睛明,次刮风池、风府,接着刮背部的心俞、肝俞、肾俞,再刮腹部的中脘、气海、大横,然后刮上肢部曲池,最后刮下肢部三阴交、涌泉(轻刮)。依据患者的体质、病情选用补泻手法,刮至微现痧痕为度。每日或隔日1次。

方10

【取　穴】　主穴:大椎、大杼、膏肓俞、神堂。配穴:丝竹空、率谷、风池、太阳、合谷、列缺。

【方　法】　用刮痧法。首先用泻法刮大椎、大杼、膏肓俞、神堂,以出现痧痕力度;然后刮配穴至出现疼痛为止,每日刮治1次,至愈为度。

方11

【取　穴】　分2组:①风池、风门、大椎、肝俞。②太阳、头维、百会、率谷、合谷。

【方　法】　①组穴用刮痧法。用泻法,由轻到重,以刮至出现痧痕为度。②组穴用指压法,每穴点揉3～5分钟,以有得气感止。均用泻法。每日1次,至愈为度。

方12

【取　穴】　脊柱两侧及太阳、头维、额中、百会、阿是穴。

【方　法】　用刮痧法,配以点揉法。先刮脊椎两侧(从颈椎至腰2),宜轻刮,共刮3行(正中线和脊柱旁开0.5寸),以皮肤出现微红为度,再重点刮颈椎及相应内脏俞穴段两侧,按上 3 行再旁开 1.5 寸,自上至下反复刮至出现痧痕为度;再点揉双侧太阳、头维、额中、百会和阿是穴,每穴 3～5 分钟,力度由轻至重,以有得气感为度。每日 1 次,至愈为度。施术后再用头痛贴外敷太阳(头痛取双侧,偏头痛取患侧)和阿是穴。

方 13

【取　穴】　大椎、大杼、膏肓俞、神堂;百会、风池、太阳、合谷、列缺、气海、涌泉、足三里。

【方　法】　用刮痧法。先用泻法刮大椎、大杼、膏肓俞、神堂至出现紫红色瘀点(痧痕);再配合刮百会、风池、太阳、合谷、气海、涌泉和足三里。配合穴可每日刮 1 次,3～7 天后可再刮主穴,至愈为度。

方 14

【取　穴】　分 2 组:①穴风池、肩井、脊背两侧夹脊穴(华佗夹脊穴)、曲池、足三里、三阴交。②颈项、双肩胛和太阳穴。并随证配穴:肝阳上亢配太溪、肾俞、京门;气血亏虚配膈俞、血海、膻中、百会;肾精不足配太溪、绝骨、命门、头维;痰浊中阻配丰隆、阴陵泉、太白、太渊、中脘。

【方　法】　用刮痧、撮痧法。①组穴用刮痧至出现痧痕为止;②组穴以撮痧法提拿颈项、双肩胛和太阳穴,以出现痧痕为止。每日 1 次,然后再随证加刮配穴:肝阳上亢(其中太冲以针点刺)、痰浊中阻 2 型的手法力度中等,操作范围较广泛;气血亏虚、肾精不足 2 型的手法力度宜轻,前者操作范围宜局限,后者较广泛。

方 15

【取　穴】　分 2 组:①百会、强间、风池、天柱。②太阳、侠溪、三阴交、大敦、涌泉。

【方　法】　用刮痧、点揉法。①组穴用刮痧法,至出现痧痕为止;②组穴中的太阳穴用挤痧法,余穴均用点揉法,每穴3～5分钟。每日1次。

方 16

【取　穴】　分2组:①头维、神庭、翳风、印堂、太阳、百会、四神聪。②大椎、肝俞、膏肓俞、内关、少海、通里、足三里、涌泉。

【方　法】　用点揉、刮痧法。①组穴用点揉法,每穴3～5分钟,至有得气感为止。②组穴用刮痧法,先背部后上肢,再下肢穴,刮至出现痧痕为止。实证手法力度中等,虚证宜轻。每日1次,10次为1个疗程。

第十一法 熏洗疗法

1. 熏洗疗法简介

熏洗疗法,是利用药物煎汤,趁热在皮肤或患处进行熏蒸、淋洗的治疗方法(一般先用药液蒸气熏,待药液温时再洗)。它是借助药力和热力,通过皮肤、黏膜作用于机体,促使腠理疏通,脉络调和,气血流畅,从而达到预防和治疗疾病的目的。

早在《五十二病方》中已载有熏洗之方八首。《素问·阴阳应象大论篇》载有"其有邪者,渍形以为汗",也是说的熏洗疗法。

现代医学实验证实,熏洗时湿润的热气,能加速皮肤对药物的吸收;同时皮肤温度的升高,可导致皮肤微小血管扩张,促进血液和淋巴液的循环,因此有利于血肿和水肿的消散。由于温热的刺激能活跃网状内皮系统的吞噬功能,增加细胞的通透性,提高新陈代谢等,故对各种慢性炎症有良好的疗效。而对真菌等引起的皮肤疾病,熏洗药中的有效成分往往能直接给予杀灭。

熏洗疗法具有经济简便,易学易用,适应证广,疗效显著,没有痛苦等特点,尤其对不能服药的患者,更显示出其优越性。吴尚先指出,熏洗、熨、敷诸法,即使是虚弱的患者也能接受得了,不会产生虚虚实实的祸患。

2. 熏洗疗法的操作

熏洗疗法可分为全身熏洗法、局部熏洗法两种。这里仅介绍局部熏洗法。

(1)手熏洗法:①根据病症先选定用药处方,准备好脸盆、毛巾、布单。②将煎好的药汤趁热倾入脸盆,患者先把手臂搁于盆口上,上覆布单不使热气外泄。待药液不烫手时,把患手浸于药液中洗浴。③熏洗完毕后用干毛巾轻轻擦干,避风。

(2)足熏洗法:①按照病症先定用药处方。准备好木桶(以高、瘦的木桶为宜)、小木凳、布单、毛巾。②将煎好的药汤趁热倾入木桶,桶内置一只小木凳,略高出药液面。患者坐在椅子上,将患足搁在桶内小木凳上,用布单将桶口及腿盖严,进行熏疗。待药液不烫足时,取出小木凳,把患足浸在药液中泡洗。根据病情需要,药液可浸至踝关节或膝关节部位。③熏洗完毕后,用干毛巾擦干皮肤,注意避风。

(3)眼熏洗法:①按照病症先定好用药处方,准备好脸盆或热水瓶、消毒药棉或消毒纱布、布单、毛巾。②将煎好的药汤趁热倾入脸盆,患者取端坐姿势,向前微微弯腰,面向药汤,两眼紧闭,然后用布单将脸盆口盖严,勿使热气外泄。或将煎好的药液趁热注入保温瓶内,患者将患眼对准瓶口先熏,待药液降温至不烫手时,用消毒棉花或消毒纱布蘸药液频频洗患眼;也可用洗眼杯盛温热药液(约为全杯容积的 2/3),患者先低头,使洗眼杯口紧扣在患眼上,接着紧持洗眼杯随同抬头,不断开合眼睑,转动眼球,使眼部与药液接触。如患眼分泌物过多,应更换新鲜药液多次几次。③熏洗完毕后,用干毛巾轻轻擦干眼部,然后闭目休息 5～10 分钟。

(4)坐浴熏洗法:①按照病症先定好用药处方,准备好脸盆、横木架或坐浴椅、毛巾。②将煎好的药液趁热倾入盆内,在盆上放置带孔的横木架,患者暴露臀部坐在木架上进行熏疗;或用坐浴椅,把盆放在椅下熏疗。待药液不烫手时,把臀部浸入盆中泡洗。③熏洗完毕后,用干毛巾擦干,更换干净的内裤。

(5)其他患部熏洗法:除上述局部熏洗法外,其他患部的熏洗法,可参照上述方法,根据患部的部位、大小不同而用不同的药物、容器、用具进行熏洗。

以上各种熏洗法,一般每天熏洗 1～3 次,每次 20～30 分钟。其疗程视疾病而定,以病愈为准。

3. 熏洗疗法的禁忌证及注意事项

此法无绝对禁忌证。但不同的病症,要选用不同的方药熏洗。也就是说药要对证。妇女月经期及妊娠期不宜坐浴和熏洗阴部。

(1)熏洗药不可内服。

(2)炎夏季节,熏洗药液不可过夜,以防变质。

(3)熏洗前,要做好一切准备,以保证治疗顺利进行。

(4)在治疗期间注意适当休息,切忌过劳。

(5)熏洗后即用干软毛巾擦拭患部,并注意避风。

(6)药液温度要适当,既不要太高,以免烫伤,又不要太低,以免影响疗效。一旦烫伤,即暂停治疗,并用甲紫等药物外涂创面,防止感染。

(7)如属炎症、白带及各种皮肤疾病,应每天换洗内衣裤,置太阳下暴晒。

(8)煎药所加清水当视具体情况而定,不可太多或太少。太多则浓度太低,太少则热量不够,均会影响疗效。

(9)熏洗疗法可酌情与其他疗法配合使用,以增加疗效。

4. 常用熏洗疗法

方 1

【组　成】　吴茱萸15克,黄柏20克,知母20克,生地黄20克,牛膝20克,生牡蛎40克。

【用　法】　将上药放入锅中,加水适量,煎煮30分钟,去渣取汁,与1500毫升开水同入脚盆中,先熏蒸双脚后泡洗。每日1次,每次40分钟,20日为1个疗程。

【功　效】　滋阴养血,泻火平肝,引血下行,降血压除烦。适用于阴虚阳亢型高血压,症见眩晕、颜面红赤、口苦口干等。

方 2

【组　成】　玄参12克,麦冬9克,牛膝9克,茯苓9克,钩藤9克,菊花9克,蝉蜕6克,代赭石15克,龙骨15克,牡蛎15克,炙远志6克。

【用　法】　将上药加水适量,煎煮30分钟,去渣取汁,与1500毫升开水同入脚盆中,先熏蒸双脚,待药温适宜时浸泡。每日1次,每次30~40分钟,20日为1个疗程。

【功　效】　滋水涵木,潜阳息风。主治肾阴亏损,水不涵木,肝阳上扰型高血压。

方 3

【组　成】　石决明 24 克,黄芪、当归、牛膝、生牡蛎、白芍、玄参、桑枝、磁石、补骨脂、牡丹皮、乌药、独活各 6 克。

【用　法】　石决明、牡蛎、磁石先煎 30 分钟,然后将其他药物放入锅内同煎,取汁稀释后泡足,每次 1 小时,每日 1 次。

【功　效】　平肝潜阳。适用于阴虚阳亢型高血压,症见眩晕、颜面红赤、口苦口干等。

方 4

【组　成】　鲜姜 150 克,蓖麻仁 50 克,吴茱萸、附子各 20 克,冰片末 10 克。

【用　法】　将蓖麻仁、吴茱萸、附子先捣碎,研成细末;鲜姜捣烂如泥,再加入冰片末,共调成糊,放入脚盆中,冲入开水 2 000 毫升,趁热熏蒸双脚,待温度适宜时浸泡。每晚临睡前 1 次,每次 40 分钟,连续 10 日为 1 个疗程。

【功　效】　温补脾肾,平肝降血压。用于治疗高血压。

方 5

【组　成】　钩藤 30 克,菊花 15 克,夏枯草 15 克,决明子 30 克,牛膝 20 克,白芍 20 克,白僵蚕 20 克,红花 15 克。

【用　法】　将上药加水适量,煎煮 30 分钟,去渣取汁,与 1 500 毫升开水同入脚盆中,熏蒸双脚,待药温适宜时浸泡。每日 1 次,每次 30～40 分钟,20 日为 1 个疗程。

【功　效】　清泻肝热,镇潜肝阳,平肝息风,活血通络。适用于肝阳上亢而致高血压。

方 6

【组　成】　吴茱萸、桃仁、丹参、夏枯草、川牛膝各 10～15 克。

【用　法】　上药加清水2000毫升,煎至1500毫升,将药液倒入脚盆内,待温度适宜时,先用消毒毛巾蘸药液擦洗双脚(脚掌和脚背)数分钟后,再将双脚浸泡在药液中30分钟。每日泡脚1~2次,泡洗后卧床休息1~2小时,每剂可用2次。

【功　效】　滋阴养血,潜阳息风。主治肝阳上亢而致高血压。

方7

【组　成】　臭梧桐250克,侧柏叶100克,桑叶50克。

【用　法】　将上药放入锅中,加水适量,煎煮30分钟,去渣取汁,与1500毫升开水同入脚盆中,双脚先熏蒸后泡洗。每日1次,每次40分钟,20日为1个疗程。

【功　效】　平肝,泻火,降血压。主治肝阳上亢而致原发性高血压。

方8

【组　成】　磁石、石决明、党参、黄芪、当归、桑枝、枳壳、蔓荆子、沙苑子、白芍、炒杜仲、牛膝、乌药各6克,独活18克。

【用　法】　将上药水煎取汁1500毫升,待水温为40℃~50℃时,浸泡双脚。浸泡一阵后,逐渐加水至踝关节以上,保持水温在40℃~50℃,两脚不停地相互搓动。泡足时间30分钟左右,每日1次,10日为1个疗程。

【功　效】　镇肝息风,柔肝补肾,益气养血。适用于高血压引起的眩晕、头痛、麻木等症状。

方9

【组　成】　桑叶、桑枝各50克,芹菜100克。

【用　法】　将上药加水煎煮,去渣,临睡前趁热浸泡双脚,至水凉为止。每日1次,每次1剂。

【功　效】　清热平肝。适用于肝阳上亢而致高血压。

方 10

【组　成】　决明子 24 克,枸杞子 12 克,菟丝子 12 克,女贞子 15 克,金樱子 9 克,沙苑子 12 克,桑椹 12 克。

【用　法】　将上药放入锅中,加水适量,煎煮 30 分钟,去渣取汁,与 1 500 毫升开水同入脚盆中,先熏蒸双脚后泡洗。每日 1 次,每次 40 分钟,20 日为 1 个疗程。

【功　效】　滋肝补肾,降压息风。主治肝肾阴虚型高血压。

方 11

【组　成】　鲜猪毛菜 200 克,玉米须 50 克,地龙 15 克。

【用　法】　将上药放入锅中,加水适量,煎煮 30 分钟,去渣取汁,与 1 500 毫升开水同入脚盆中,先熏蒸双脚后泡洗。每日 1 次,每次 40 分钟,20 日为 1 个疗程。

【功　效】　平肝潜阳,润肠通便。用于治疗原发性高血压。

方 12

【组　成】　钩藤 30 克,白矾 60 克。

【用　法】　上药水煎至白矾溶化后,趁热浸泡双足,每次 20～30 分钟,早晚各 1 次,每日 1 剂。

【功　效】　清热平肝。适用于阴虚阳亢型高血压,症见眩晕、颜面红赤、口苦口干等。

方 13

【组　成】　夏枯草 30 克,钩藤 20 克,桑叶 15 克,菊花 20 克。

【用　法】　水煎取汁,趁热泡足,每次 15～20 分钟,每日

1～2 次。

【功　效】　平肝明目。适用于阴虚阳亢型高血压,症见眩晕、颜面红赤、口苦口干等。

方 14

【组　成】　罗布麻叶、牡蛎各 15 克,豨莶草、夜交藤、吴茱萸各 10 克。

【用　法】　上药水煎,用药汁泡足。

【功　效】　镇肝息风,滋阴潜阳,补脑安神。适用于阴虚阳亢型高血压,症见眩晕、颜面红赤、口苦口干等。

方 15

【组　成】　花生全草(整棵干品)200 克。

【用　法】　将花生全草切成小段,清洗干净,加水适量,煎煮 20 分钟,将药液倒入盆中,熏蒸双脚,待温度适宜时泡洗。每日 2 次,每次 40 分钟,15 日为 1 个疗程。

【功　效】　清热凉血,有降血压、降低胆固醇的作用。适用于高血压。

方 16

【组　成】　槐米 100 克,野菊花 80 克,苦丁茶 5 克。

【用　法】　将上药加水适量,煎煮 30 分钟,去渣取汁,与 1 500 毫升开水同入脚盆中,熏蒸双脚,待药温适宜时浸泡。每日 1 次,每次 30～40 分钟,20 日为 1 个疗程。

【功　效】　滋补肝肾,软化血管,清热,降血压。主治肝肾不足型高血压。

方 17

【组　成】　香瓜藤、黄瓜藤、西瓜藤各 30 克。

【用　法】　将上药水煎取汁,浸泡双脚,每次 20 分钟,每日 2 次,每日换药 1 剂。

【功　效】　主治肝阳上亢而致高血压,症见眩晕、头胀痛、易怒、失眠多梦等。

方 18

【组　成】　茺蔚子、桑枝、桑叶各 10～15 克。

【用　法】　上药加清水 2 000 毫升,煎至 1 500 毫升,去渣(存用),将药液倒入脚盆内,待药温适宜(药温以 50℃～60℃为宜),将双脚浸泡在药液中 30 分钟,泡洗后上床休息,每日浸泡 1 次。

【功　效】　消炎,通络,降血压。主治高血压所致眩晕、头痛等。

第十二法　按摩疗法

1. 按摩疗法简介

　　按摩又称推拿,是我国古老的祛病健身方法,它是通过按压、拿摩等手法作用于人体体表特定的穴位或部位,以调节机体的生理、病理状态,从而达到防病治病目的的一种方法。按摩疗法简便易行,不需耗费过度的精力,不增加患者的经济负担,也不会产生明显的不良反应,所以深受广大患者的欢迎,是临床中常用的治疗手段之一。按摩疗法不仅可治疗跌打损伤、腰膝酸痛,对高血压患者也能起到调节神经、肌肉,扩张局部血管的作用,具有一定的降血压和改善头晕、失眠等症状的效果。

2. 按摩疗法的降血压机制

　　按摩疗法可明显改善高血压患者的头痛、眩晕等自觉症状,具有明显的降血压作用,这一点已为大量的临床报道所证实。高血压患者经常进行按摩,可以改善大脑皮质的功能,增强脑内血液循环,使血管扩张、血液通畅,这对减轻头晕头痛症状,降低血压,防治脑动脉硬化均有良好的作用。通过按摩,可以调节自主神经功能,缓解大脑的紧张度,松弛神经的紧张状态,使兴奋与抑制达到平衡,有助于缓解头晕、头痛,改善睡眠。同时,按摩还可以调整微血管的舒缩状态,开放肌肉中闭塞的毛细血管,降低外周血管阻力,解除脑部小动脉痉挛,使血压下降。有报道表明,按摩可导致一部分细胞内的蛋白质分解,产生组胺和类组胺物质,使人体内的毛细血管扩张开放,使肌肉断面每 1 平方毫米中的毛细血管数由按摩前的31 个增加到 1 400 个。由于毛细血管的增加、管径的增大,使血液循环得以改善,血压得以下降。通过按摩,可以调整微血管的收缩和舒张作用,能扩张皮肤等组织的毛细血管,开放肌肉中闭塞的毛细血管,降低血管的外周阻力,解除脑部小动脉痉挛,促使血压下降。有学者研究认为,按摩疗法可以缓解大脑的紧张度,促使大脑皮质的兴奋与抑制达到平衡,有助于缓解头晕、头痛,改善睡眠,同时还有利于血压下降。由以上可以看出,通过按摩,可以降低血压,减轻或缓解高血压患者头晕、头痛、失眠等症状,按摩疗法治疗高血压是行之有效的。

3. 按摩疗法的基本手法有哪些

(1)按法:按法是用指、掌、肘等在体表的某一部位或经穴之处,逐渐用力按压或捻动等以达到防治疾病目的的一种手法。

(2)摩法:是用手指或手掌在体表做环形摩擦移动的方法,称为摩法。摩法适用于全身各处,以胸腹部、胁肋部多用,具有调理脾胃、理气化痰、宽胸行气、补益肝肾等功效。

(3)推法:推法是以指掌着力于人体皮肤的一定部位或经络上做前后、上下、左右直线推动的一种手法。

(4)拿法:用拇指与其余四指相对,用力提捏或揉捏、夹持肌肤的方法,称为拿法。拿法适用于颈项、肩部及四肢,具有疏通经络、镇静止痛、醒脑降压、开窍提神等功效。

(5)揉法:用手指螺纹面或手掌大鱼际、掌根吸定于治疗部位,做轻柔和缓的环旋运动,并带动治疗部位的皮下组织,称为揉法。揉法适用于全身各处,以头面部、胸腹部及四肢为常用,具有刺激持久、柔和舒适的特点,可疏通经络、理气活血、止痛降压、健脾和胃。

(6)捏法:捏法是用手指挤捏肌肉、肌腱,连续移动的一种手法。捏法分为三指捏和五指捏两种。三指捏是用拇指与食、中两指配合,五指捏是用拇指与其余四指配合。捏时,腕部放松,手指略伸直,用指腹挤捏皮肤及皮下组织,挤捏后随即放松,如此反复。动作应连绵不断,灵活自如,用力由轻到重,以患者舒适为度。捏法具有舒筋通络、行气活血的作用。

(7)叩法:叩法有拳叩法、五指叩法和掌叩法等。拳叩法即用半握拳姿势,以小鱼际叩击(轻轻捶击)肌肤,似击鼓状;五指叩法是用两手五指微屈分开呈爪状,用指尖叩击肌肤;掌叩法是五指分开,用小指叩击身体某个部位。叩法具有舒松肌肉、消除疲劳的作用。

(8)抹法:抹法是用单手或双手拇指螺纹面紧贴皮肤,上下或左右往返推抹的一种手法。抹法具有镇静、醒脑、明目的作用,是防治高血压常用的按摩手法之一。操作时可在治疗部位涂抹少量润滑剂,以利推抹,减少皮肤疼痛。

(9)擦法:用手掌紧贴体表,稍稍用力下压,做直线往返摩擦,使局部产生一定热量的方法,称为擦法。擦法适用于全身各处,具有温经通络、活血止痛、宽胸行气、安神降压、补益肝肾等功效。

(10)一指禅推法:用拇指着力于治疗部位,运用腕部的往返摆动,使拇指所产生的功力持续作用于经络穴位上,称为一指禅推法。一指禅推法具有着力点小、深透性强、动作灵活、刺激柔和、刚柔相济等特点,适用于全身各个部位,以头面部、胸腹部最为常用。具有通畅经络、调和营卫、行气活血、平肝降压、调节脏腑功能等作用。

(11)扫散法:用拇指桡侧螺纹面在头颞部做摩擦移动,称为扫散法。扫散法适用于头颞部,具有平肝潜阳、醒脑降压、安神止痛、祛风散寒等功效。

4. 按摩疗法降血压的注意事项

(1)应采用适宜的手法:按摩时,要根据不同的要求,选用不同的手法,同时手法应轻柔和缓,用力不宜过大,切忌用重力或蛮力,必须轻柔灵活,以局部有酸胀感或温热感为度,尤其是在桥弓穴等敏感穴位上施行抹法、掐法、点压法等手法时更应轻柔,并且只能单侧操作,不可两侧同时进行,以免强刺激诱发血压升高。最好在医生的指导下进行按摩。

(2)要做到持之以恒:按摩疗法治疗高血压,必须做到持之以恒,要有信心和耐心,从整体着眼,局部着手,长期按摩,切忌三天打鱼,两天晒网。对血压偏高者,可每天按摩 2 次,平时血压较稳定者,可每天按摩 1 次,只要坚持按摩,必可收到降低血压的效果。

(3)掌握适应证:按摩疗法适用于病情较轻、病情稳定的一期和二期高血压患者,对于三期高血压患者,病情较重尤其是高血压危象者,不宜采用按摩疗法。

(4)应与其他疗法配合:为了提高临床疗效,在按摩治疗的同时,可以配合中西药物治疗、针灸治疗、运动疗法、饮食调养等。

(5)注意按摩的环境及体位:采用按摩疗法时应选择安静、幽雅、空气清新的环境,要保持心平气和,采取放松舒适的体位;寒冷季节按摩时,应注意室内温度,以防感冒。

5. 常用按摩疗法

方1

①患者右侧卧。家人坐其侧,以一手拇指掌侧置于患者左侧头维穴,食指掌侧置患者耳后一侧的翳风穴,两指同时揉按两穴,再以拇指掌侧自头维穴横向头顶部的通天穴推动,再向下经脑空穴推动至风池穴,反复操作3~5分钟。注意自头维穴至通天穴的推动次数比自通天穴至风池穴的推动次数多1倍,进行推法时可配合按法。之后,患者转侧,同法按摩其右侧头部。

②患者排空小便,仰卧。家人坐其侧,以两手四指掌侧并置于患者左小腹部近髋骨内缘的归来、气冲穴处,用指端长按1~3分钟。注意长按时应依照先轻、后重、再轻3个步骤按压,患者局部当有压迫及较大的温热感,并向同侧下肢放射,如温热水下流之状。之后,同法按压右小腹穴位。

③患者仰卧,下肢伸直。家人坐其侧,以一手拇指置患者左小腿内上方的阴陵泉穴处,沿胫骨内缘向下推动至内踝上方的三阴交穴处止,反复操作1~2分钟;再将两手拇指置阴

陵泉穴处按压 3～5 分钟；之后，同法按摩右小腿穴位。

方 2

①患者直坐。家人站其前，以两手拇指、食指指甲前后分置于头顶部通天、前顶、百合、后顶穴位施以掐法 1 分钟，再继续用指揉 2～3 分钟。注意操作时患者头部应垂直而不宜偏斜，掐法用力较重，而指揉宜轻柔，以消除掐法后的不适。

②患者直坐，两下肢屈曲。家人坐其侧，以两手拇指掌侧分别按揉患者两腿血海、阴陵泉、阳陵泉及内外膝眼处，操作 2～3 分钟；再以掌心置膝关节上，手指分置膝关节周围，揉捏 3～5 分钟，揉动时手指一齐用力，频率应均匀一致。

③患者俯卧，腹部可稍垫高。家人坐其侧，以手掌部置于腰部的肾俞、气海及大肠俞穴处，先向内摩动至带脉穴处，然后再向前摩动至对侧带脉穴止，反复横摩 3～5 分钟。注意手掌应密接腰部皮肤，用力宜均匀，向内摩动时手指用力，向前摩动时手掌用力。

方 3

①梳头擦腰点穴法。患者取坐位，先以印堂穴为重点，用两手食指或中指抹鱼腰；再以太阳穴为中心，用手掌擦头部两侧；然后将手指分开，如用木梳梳头一样，从前发际经百会穴，向后梳到后颈部风池穴。如此反复进行，每次操作 5～10 分钟。按摩后有头脑清醒、头痛减轻的舒适感觉。

患者取坐位，用两手握拳，拳眼贴着腰背部，自肾俞穴至长强穴，用力上下擦动 1～3 分钟；再将两手重叠，以中脘、神阙穴为中心，以一手的手掌按紧腹部做顺时针方向的缓慢揉动，揉 1～3 分钟。

患者取坐位，用手指做拿、点、掐等手法，按摩上肢的肩井、内关穴,下肢的足三里、委中及三阴交穴,以使每个穴位都有酸胀感为度。

②按摩足部穴位法。患者取仰卧位,操作者用双手拇指指端分别掐点双侧侠溪穴,得气后,再掐点至阴穴,时间为2～3分钟;然后一手握趾,一手摩擦涌泉穴,擦至足心发热时,收脚趾稍做转动;最后,患者取俯卧位,操作者用双手拇指及食指指端合按两足的昆仑及太溪穴,时间为2～3分钟。

③头腹四脚按摩法。患者取坐位,先自上而下推两侧桥弓穴各1分钟,再按揉风池、太阳、百会、印堂、睛明穴各半分钟;然后用一指禅推法,从印堂穴直线向上到发际、从印堂穴沿眉弓至太阳穴、从百会穴向后至风池穴,往返按摩4～5次;并从印堂穴至一侧睛明穴,绕眼眶治疗,两侧交替,每侧3～4次。

患者取仰卧位,先用掌摩法以神阙穴为中心,顺时针方向按摩患者腹部2～3分钟;再用掌揉法揉按中脘、关元、气海、神阙穴2～3分钟;最后用双手揉上、下肢肌肉各2～3分钟,并点按上肢的内关、合谷穴,下肢的足三里、三阴交、太溪、涌泉穴。

④拍三里拿三阴法。患者取适当体位,操作者先用手掌轻轻拍打足三里穴1分钟,再用提拿足三阴的方法,将双手拇指与其余4指合力,按足三阴之经(下肢内侧)自上而下,从腹股沟开始提拿至内踝,如此往返3～5次,并配合按揉血海、阴陵泉、三阴交穴各1分钟;接着用掐拿八风法,用拇指及食指指端掐点趾缝中的八风穴,时间为1～2分钟;用掐揉法,用双手拇指与食指按揉双侧太冲穴,时间为1～2分钟。

⑤梳头揉腹顺气法。患者取适当的体位,先用梳头法,双

手十指从前发际梳至后发际,如此反复操作8～10次,并依次点按印堂、百会、风府穴各1分钟;然后采用揉腹法,将掌心放在神阙穴(脐)上,另一手掌重叠按压,先按顺时针方向缓缓柔和地按揉腹部10～15圈,再按逆时针方向按揉腹部10～15圈;接着用顺气法,双手放在胸部膻中穴处,掌心紧贴胸部,令患者用鼻深吸一口气,接着用口呼气,双手慢慢向下抚到腹部气海穴处,如此反复3～5次;最后令患者双手掌心相贴,用力搓动手心,搓热为度。

⑥按摩降压止眩法。患者取适当的体位,用推印堂穴的方法,双手食指至小指并拢,扶于前额顶骨,拇指指腹快速轻轻向上擦摩印堂穴1～2分钟,使其有清醒舒适感;再用分推两颞的方法,将两手搓热,两手食指至小指并拢,以手指的指面在前额中线向两侧颞部分推16～20次,并自攒竹穴向太阳穴分推16～20次,按揉攒竹、太阳穴各半分钟。

接着将五指分开,如用梳子梳头一样,从前发际经百会穴,向后梳至后发际,反复进行16～20次,并按揉百会、风池、风府穴各半分钟;再用食指、中指、无名指指面,从风府穴至大椎穴,在颈后做自上而下的按揉,反复操作3～5次,并按揉大椎穴约1分钟;然后采用指擦降压沟穴的方法,将两手食指与中指分开,以食指的尺侧缘分别附着在耳后降压沟穴(在耳背部耳甲隆起处外缘凹沟的上1/3处),两手食指在降压沟穴处反复擦动,至耳后穴区出现热感为止。

患者取坐位,将两手搓热,采用浴面的方法,先擦前额部,次擦前额两侧,再擦面颊,每个部位各擦1～3分钟,然后擦整个颜面部,以颜面透热为度;最后采用指揉四脚穴位的方法,先按揉上肢的曲池、内关、神门、合谷穴,每穴约半分钟,左右两侧上肢各按揉 1 次;再按揉下肢的承山、三阴交、足三里、太冲穴,每穴半分钟,左右两侧下肢各按揉 1 次;并揉擦双足涌泉穴至发热。

⑦自我摩腹降压法。按摩腹部对整个消化道是一个有益的刺激,可使胃肠道蠕动加快,功能加强,大便通畅,从而保证内环境稳定,血中胆固醇、肌酐等有害物质能迅速消减,使血液变得洁净。摩腹一般在晚睡前及晨起后进行。先排空大便,揉摩时站立或仰卧均可。要排除杂念,意守丹田,精神集中,将左手重叠于右手背上,双手一起动作,先按顺时针方向揉摩胃脘部约 120 次,再向下移至脐部顺时针揉摩约 120 次,然后以顺时针和逆时针方向各揉摩全腹 120 次,轻重根据自我感觉量力而行。

第十三法 按压疗法

1. 按压疗法简介

按压疗法是中医外治方法之一,即施术者用手掌或手指在人体特定部位上行按压手法来治疗疾病的一种方法。

按压疗法在我国民间应用颇为广泛。例如,伤风感冒,头痛头胀,可用手按太阳穴;腹部疼痛时用拳头或肘部顶压疼痛处……都是日常生活中常用的。按压疗法有活血止痛、开通闭塞、疏通经络、调和营卫、滑利关节、运行气血、调整脏腑功能、舒筋散瘀消肿及增强抗病能力等作用,故临床广泛应用于内科、外科、妇科、儿科、五官科等,并能用于诊断某些疾病。近年来,按压疗法临床应用和研究日趋深入,如指压麻醉,系运用手指按压穴位来达到镇痛、镇静作用,常用于拔牙、甲状腺切除等手术。

按压疗法具有适应范围广,痛苦少,临床见效快和操作简便,易于掌握,不受器械等条件限制的特点。对于体弱、小儿等患者,尤为适宜。

2. 常用按压疗法操作方法有哪些

按压疗法的操作手法大致可分为按压法、按揉法、指针法、指压行气法、压放法、耳穴按压法等。临床应用时可单一手法使用,更多的是以综合手法治病。按压疗法的选穴原则是辨证选穴与以痛为俞相结合,有时为了增加疗效,还可配合经络循按法。

(1)按压法:施术者的手掌或指端,或屈曲的指关节突起部按压在患者的穴位上或特定的部位上,向下做静态(相对而言)按压,使患者局部产生痛、酸、胀、麻等感觉。

(2)按揉法:即按压法结合做圆圈形的平揉法,按揉一圈为1次。施术时,施术者的掌面或指端面不可离开皮肤。按揉的面积可大可小,但不得离开穴位的中心,否则就失去手法的作用。

(3)指针法:又称指压疗法,是用手指在穴位处紧按揉压的治疗方法。操作时,一般用拇、食两指捏住中指末节,以中指尖按压揉穴位。指力由轻至重,至局部有得气感觉。时间长短应酌情而定。

(4)指压行气法:是针刺行气法之一,是以手指按压控制针感走向的方法。亦即《金针赋》所说的"按之在前,使气在后;按之在后,使气在前"之法。

(5)压放法:施术者将一只手掌面按压在选定穴位上,另一只手再放在这只手的手背上;也可用拇指或中指按压在穴位上,对着穴位的深部下压,以便加重刺激。压放时要有弹性,一压一放为1次。

(6)耳穴按压法:详见"耳穴压豆"疗法篇。

上述手法,根据病情可快可慢,可轻可重。一般是新病宜快,久病宜缓,虚证宜轻,实证宜重。

3. 按压疗法禁忌证

(1)局部骨折、疮疡、皮肤溃破等忌用。

(2)血友病和血小板减少性紫癜等疾病忌用。

4. 按压疗法注意事项

(1)用指端按压时,须修光指甲,以免操作时划伤患者的皮肤。

(2)按压疗法的各种手法,在操作时都应避免用猛力、暴力、实力,而要用"活力",即富有弹性、刚柔相合的手势。

(3)天寒季节施行按压疗法时,应注意室内温度,以免感冒。

5. 常用按压疗法

方 1

【选　穴】　分为 3 组:①印堂、太阳、头维、率谷、风池、桥弓。②中脘、神阙、气海等穴。③肾俞、命门、涌泉。

【方　法】　①组穴为头面、颈部穴,用推压、揉压、点穴法。患者取坐位,先从印堂到太阳,太阳到率谷,率谷到风池进行推压数次后,再揉压、点穴上述有关穴位;再推两侧桥弓。②组穴为腹部穴,用揉压、震颤、点穴法进行操作。③组穴用揉擦法,用食、中、无名指指腹在患处或有关穴位上来回进行揉擦。横擦腰部肾俞、命门一线,以透热为度;揉、点涌泉穴。

每日或隔日 1 次。

方 2

【选　穴】　印堂、内关、丰隆。

【方　法】　用指压法。先强压丰隆、内关(均取双侧)各 1.5 分钟(可两手同时进行操作);再推压印堂 1.5～3 分钟。每日 1 次。

方 3

【选　穴】　高血压点(脚背姆趾趾根粗横纹中央即是此穴)。

【方　法】　用指压法。慢慢地吐气,用两手拇指强力按压 6 秒钟,每侧各做 3 次,每天做 10 次,连续治疗 1 年,对高血压有佳效。

第十四法　足底疗法

1. 足底疗法简介

　　足底疗法,古称"足心疗法",简称"足疗法",是民间疗法中的精华之一,也是按摩疗法的重要组成部分。该疗法有两种用途:一是用于治病,即称为"足反射区疗法";二是用于保健,故又称"足健法"。这种疗法,具"一身而两任焉"。正是这样一种融查病、治病、保健、防病于一体的方法,说明脚在人体中的重要性。该疗法亦有两种方法,一是以足底为主体的足部按摩法,二是药用足底贴敷与泡脚。该疗法是通过对人体足部反射区进行按摩、贴敷、浸洗等法而对全身各系统疾病起到治疗、康复及养生保健作用的一种民间疗法,属中医外治法范畴。

2. 常用足底疗法有哪些

足部按摩

方1

　　【取　穴】　肾、输尿管、膀胱、肾上腺、大脑(头部)、小脑及脑干、内耳迷路。

　　【治　法】　以轻度手法(揉压)刺激肾、输尿管、膀胱、肾上腺反射区各 3～5 分钟;以中度手法刺激大脑、小脑及脑干、内耳迷路反射区各 5 分钟。按摩时以患者有得气感为度。每日按摩 1 次,每次按摩 40 分钟,10 次为 1 个疗程。

方 2

【取　穴】　肾、输尿管、膀胱;脑垂体、腹腔神经丛、甲状腺、甲状旁腺、生殖腺(睾丸或卵巢)、上身淋巴结、下身淋巴结、额窦、前列腺或子宫、内耳迷路;大脑(头部)、三叉神经、小脑及脑干、颈项、心、肾上腺。

【治　法】　用中度力度手法刺激肾、输尿管、膀胱反射区各 10 次,约 8 分钟;再以中度手法刺激脑垂体、腹腔神经丛、甲状腺、甲状旁腺、生殖腺(睾丸或卵巢)、上身淋巴结、下身淋巴结、额窦、前列腺或子宫、内耳迷路反射区各 10 次,约 12 分钟;以重度手法刺激大脑(头部)、三叉神经、小脑及脑干、颈项、心、肾上腺、肾反射区各 20 次,约 10 分钟。按摩时以患者有得气感为度。每日按摩 1 次,每次按摩 35 分钟,10 次为 1 个疗程;重症每日按摩 2 次。

足部药疗

降 压 膏

【组　成】　吴茱萸、大蒜各 18 克。

【用　法】　将上药共捣烂如泥状备用。用时每取一半药膏,贴敷于双足底涌泉穴上,上盖敷料,胶布固定,敷 24 小时后取下,每 3 日敷药 1 次。

莲心冰片敷足法

【组　成】　莲心 3 克,冰片 2 克。

【用　法】　将上药共研为细末,用米醋适量调成糊状,贴敷于双足涌泉穴上,用纱布包扎,胶布固定,早晨除去,连用10日。

桃杏双仁外敷法

【组　成】　桃仁、杏仁各12克,栀子3克,胡椒7粒和糯米14粒。

【用　法】　将上药共同捣烂,加入适量的鸡蛋清调成糊状,分3次用。于每晚睡前敷贴于两足涌泉穴,用纱布包扎,胶布固定,次日早晨去掉。一般6次为1个疗程。具有活血通络和清热降压的功效。适用于各种证型的高血压患者,对中医辨证属于瘀血阻络型、肝火亢盛型高血压患者尤为适宜。

附子生地外敷法

【组　成】　盐附子和生地黄各30克。

【用　法】　捣烂混匀,用少许鸡蛋清调成糊状,于每晚睡前敷贴于双足涌泉穴,用纱布包扎,胶布固定,次日早晨去掉。具有引火下行和清热降压的功效。适用于各种证型的高血压患者,对兼有脚部麻木者尤为适宜。

蓖麻外敷涌泉法

【组　成】　蓖麻子仁7个。

【用　法】　将蓖麻子仁捣烂,加少许面粉制成饼,敷于双足涌泉穴,用纱布包扎,胶布固定。一般每日换敷1次。具有清热降压的功效。适用于各种证型的高血压患者。

第十五法　药枕疗法

1. 药枕疗法简介

药枕疗法是将药物装入枕中,睡时枕之,以治疗疾病的一种民间疗法。早在晋代,葛洪的《肘后备急方》中,就有用蒸大豆装枕治失眠的记载。吴尚先《理瀹骈文》一书,更是集药枕疗法之大成,种类繁多,应用广泛,把药枕疗法推向一个新的高峰。近年来出现的磁疗枕、催眠枕等,都是我国民间药枕疗法的继续和发展。

药枕疗法是将具有芳香开窍、活血通脉、镇静安神、益智醒脑、调养脏腑、和调阴阳等作用的药物经过炮炙之后,置于枕芯内,或浸在枕套之中,或直接做成睡枕,令人在卧时枕之,用以防治疾病和延寿抗衰的一种自然疗法。近几年,有人将电磁学技术引入到枕疗之中,制成电磁疗药枕,洁净卫生,方便耐用,丰富了传统药枕疗法的内容。

2. 药枕疗法的种类

(1)布式药枕:即以纱布、棉布等布包裹药物,制成药枕。此枕特点是暖、软、寿命短,药物易破损和挥发。一般多用于虚、寒证患者。

(2)木式硬枕:以木质材料制成枕框,中空,四周留有许多空隙,外以棉布包绕,可将药物置于木芯之中的一种药枕。也有人用竹片或藤制材料编成枕框,内装枕芯者。《老老恒言》即载有"藤枕""竹编如枕"。此枕特点是性凉质硬,使用时间长,药物损失少,且能贮藏其他物品,一物多用。一般多用于实、热证患者。

(3)石式硬枕:即选用有治疗作用的石块、陶瓷等,磨成枕形,令人睡卧之时枕之。唐·陈藏器《本草拾遗》:"玉作枕,除鬼魇。"明代诗人朱之蕃在《决明甘菊枕》中有"警枕重劳石枕寒"的诗句。

(4)电磁疗枕:即在传统药枕基础上加入现代电磁学技术,从而增加了电磁疗的作用。现已面市的神赋磁疗枕、音乐电枕,即属此类。

(5)书枕:又称纸枕。即以书纸、宣纸等纸张卷成圆形,粗如小碗,计三卷,按"品"字形相叠,束缚成枕,令人睡卧时枕之。清代高濂《遵生八笺·起居安乐笺》有载。

(6)囊袋式药枕:亦属软式药枕。即将药物与温水或凉水装入袋囊之中,令患者枕之的一种药枕,本枕临床亦不常用。

3. 药枕的制作方法

药枕的制作方法因其种类不同而稍有差异。一般而言,根茎、木本、藤类药物多需晾干或烘干,再粉碎成粗末即可;花、叶类药物多于晾晒后搓碎即可;矿石类、角质类药物多需打碎成小块如米粒大小,或锉成粉,再装入枕芯;冰麝等贵重药物,易挥发类药物多混入药末之中,不需另加炮炙。诸药混匀后,装入由纱布或棉皮缝制的枕芯中,底层枕芯可加塑料布一块,防止药物渗漏而遗失。枕芯多选松、柔、薄、透气良好的棉布、纱布,忌用化纤、尼龙类布匹。枕形有圆柱、方柱、扁柱、三角柱等多种。一般枕长60~90厘米,枕宽20~35厘米为宜。如果需要,可做出特殊形状的药枕。例如,清代曹庭栋《养生随笔》有云:"侧卧耳必着枕,其长广如枕,高不过寸,中开一孔,卧时加于枕,以耳纳入。耳为肾窍,枕此并杜耳鸣耳塞之患。"另外,硬式药枕外面多套以棉质布料,以减少硬枕不良反应并保护药枕,延长寿命。

根据病情选择药物,然后将药物装入枕中,令患者睡觉时枕之。

4. 药枕疗法的禁忌证与注意事项

(1)此疗法主要适用于头目疾病,对于胸腹及肢体疾病,则不宜用。

(2)使用药枕疗法时,如果患者对药物过敏,应停止使用。

(3)药枕疗法一般需2~4周才能见效,有的则需更长时间,所以应有耐心坚持使用,只有这样才能收到应有的效果。

(4)急性病症应配合药物、针灸等其他疗法。

5. 选对枕头应遵循哪几个原则

枕头的主要作用是维持人体正常的生理曲线,保证人体在睡眠时颈部的生理弧度不变形。如果枕头太高,就会使颈部压力过大,还会造成颈椎前倾,颈椎的某部分受压过大,破坏颈椎正常的生理角度,压迫颈神经及椎动脉,易引起颈部酸痛、头部缺氧、头痛、头晕、耳鸣及失眠等脑神经衰弱的症状,并容易发生骨质增生。如果枕头太低,颈部不但无法放松,反而会破坏颈椎正常的弧度。所以,枕头太高或太低,都会对颈椎有所影响,造成各种颈部症状。我们在选枕头时应遵循以下几个原则。

(1)一般来说,枕高以 10～15 厘米较为合适,具体尺寸还要因每个人的生理弧度而定。

(2)枕头的硬度要适中,一般荞麦皮、谷糠、蒲棒枕都是比较好的选择。

(3)枕头的长度正常情况下最好比肩膀要宽一些。不要睡太小的枕头,因为当你一翻身,枕头就无法支撑颈部,另外过小的枕头还会影响睡眠时的安全感。

(4)枕芯要有柔软感和较好的弹性、透气性、防潮性、吸湿性等。

6. 常用药枕疗法

(1)菊花决明枕:将怀菊花和决明子各等份晒干,混匀后用纱布包裹缝好,装入枕芯中,制成药枕。具有平肝泻火和明目降压的功效。适用于肝火亢盛型、阴虚阳亢型高血压患者。

(2)蚕沙菊蒲枕:取晚蚕沙、怀菊花、夏枯草、灯心草和石菖蒲各等份。将夏枯草、灯心草和石菖蒲分别晒干,粉碎为粗末,与晒干的怀菊花、晚蚕沙一起混匀,用纱布包裹缝好,装入枕芯中,制成药枕。将药枕对着风池、风府、大椎穴。具有清热平肝和降压的功效。适用于肝火亢盛型、阴虚阳亢型高血压患者。

(3)平肝降压枕:将决明子、牡丹皮、生石膏、冬桑叶、紫草、怀菊花、夏枯草、苦丁茶、荷叶、川芎、晚蚕沙、青木香和石菖蒲各100克分别晒干,粉碎成粗末,混匀后用纱布包裹缝好,装入枕芯中,制成药枕。具有清热平肝和降压的功效。适用于肝火亢盛型、阴虚阳亢型高血压患者。

(4)罗布麻叶枕:将罗布麻叶1500克晒干,粉碎成粗末,与冰片20克混匀,用纱布包裹缝好,做成薄型枕芯,置于普通枕头上面。具有平肝清热功效。适用于卒中后高血压患者。

(5)牡丹海螺枕:将牡丹皮、枸杞子、白芷各30克,小海螺、樟脑各20克,菊花、艾绒、夜交藤、虎杖各100克共晒干研细,装入枕芯。具有平肝清热的功效。适用于卒中后失眠患者。

(6)麦皮麻叶枕:将荞麦皮1500克和罗布麻叶1000克分别晒干,粉碎成粗末,混匀后用纱布包裹缝好,装入枕芯中,制成药枕。具有平肝清热的功效。适用于卒中后高血压患者。

(7)菊艾藤杖枕:将白菊花、艾绒、夜交藤和虎杖各100克,牡丹皮和白芷各30克分别晒干,粉碎成粗末,与冰片10克及晒干的枸杞子30克混匀,用纱布包裹缝好,做成薄型枕芯,置于普通枕头的上面。具有平肝清热的功效。适用于卒中后失眠患者。

(8)清肝枕:杭菊花500克,冬桑叶500克,野菊花500克,辛夷500克,薄荷200克,红花100克,冰片50克。上药除冰片外,均分别烘干,研成粗末,与冰片共混匀,装入枕芯,制成药枕,令患者枕之。每日不少于6小时,3个月为1个疗程。

(9)降压药枕:桑叶、菊花、薄荷、苦丁茶、青木香、川芎、蚕沙、生石膏、紫草、牡丹皮、决明子、桑枝、夏枯草各100克。上药分别烘干,共研粗末,和匀,装入枕芯,制成药枕,令患者枕之。保持枕面清洁,每隔 3 天翻晒一次药枕。

(10)荷菊菖蒲枕:将荷叶 1 000 克,怀菊花 800 克和石菖蒲 250 克分别晒干,粉碎成粗末,混匀后用纱布包裹缝好,装入枕芯中,制成药枕。具有健脾化痰、平肝清热和明目降压的功效。适用于脾虚肝旺型、痰浊内蕴型、肝火亢盛型高血压患者。

(11)菊芷芎丹枕:取怀菊花 1 000 克,白芷和牡丹皮各 200 克,川芎 400 克。将白芷、牡丹皮和川芎分别晒干,粉碎成粗末,与晒干的怀菊花混匀后,用纱布包裹缝好,装入枕芯中,制成药枕。具有平肝清热、活血止痛和明目降压的功效。适用于肝火亢盛型、阴虚阳亢型及瘀血阻络型高血压患者。

(12)麻豆降压枕:将绿豆 1 000 克和黄豆 500 克分别晒干,粉碎成粗末,与晒干的 600 克芝麻混匀,用纱布包裹缝好,装入枕芯中,制成药枕。具有益气养血和清凉降压的功效。适用于心血不足型、肝肾阴虚型及阴虚阳亢型高血压患者。

(13)三叶降压枕:将绿茶叶 300 克烘干粉碎成粗末,罗布麻叶 1 000 克和荷叶 800 克分别晒干后粉碎成粗末。将绿茶叶、罗布麻叶和荷叶混匀,用纱布包裹缝好,装入枕芯中,制成药枕。具有健脾化痰、平肝清热和降压的功效。适用于各种证型的高血压患者,对中医辨证属于脾虚肝旺型、痰浊内蕴型者尤为适宜。

(14)天麻二叶枕:将天麻 80 克,荷叶 180 克和罗布麻叶 350 克分别晒干,粉碎成粗末,混匀后用纱布包裹缝好,做成薄型枕芯,置于普通枕头上面。具有息风化痰和平肝降压的功效。适用于卒中后眩晕患者。

(15)枯草荷叶枕:将夏枯草1000克和荷叶500克晒干或烘干,装入枕芯,制成药枕。具有清泻肝火和平肝潜阳的功效。适用于卒中后视力减退、高血压患者。

(16)水牛角枕:将水牛角约200克锉成薄片,制成细粉,拌和于灯心草1000克中,装入枕芯,制成药枕。具有清热息风和平肝祛痰的功效。适用于卒中后失眠、发热、头痛患者。

(17)藤明麦皮枕:将钩藤200克晒干后粉碎成粗末,与晒干的决明子600克,荞麦皮1000克混匀后,用纱布包裹缝好,装入枕芯中,制成药枕。具有清热泻火和平肝降压的功效。适用于肝火亢盛型、阴虚阳亢型高血压患者。

(18)绿豆麦皮枕:将绿豆1500克和荞麦皮1800克分别晒干,混匀后用纱布包裹缝好,装入枕芯中,制成药枕。具有平肝、清凉和降压的功效。适用于各种证型的高血压患者。

(19)天麻钩藤枕:将天麻200克,钩藤1500克和罗布麻叶300克晒干或烘干,共研成粗末,装入枕芯,制成药枕。具有平肝息火和清肝降压的功效,适用于肝风内动型高血压患者。

第十六法　敷脐疗法

1. 敷脐疗法简介

敷脐疗法通常称为脐疗，是中医学宝贵遗产中的一朵鲜艳的奇葩，也是中药外治疗法的重要内容之一。它是以中医经络学说和脏腑学说为理论基础，根据不同病证的需要，选择相应的治疗药物，制成丸、散、膏、丹、糊等剂型，将其贴敷于脐中，上面用纱布或胶布等覆盖固定，或配合适当的灸疗或热熨，以达到预防、治疗疾病的目的，是民间广为流传的一种方法。

敷脐的药物通过对脐部（神阙穴）局部穴位的刺激作用，经过皮肤透入、经络传导，激发经脉之气，协调人体各脏腑之间的功能，疏通经络，促进脏腑气血运行，达到预防和治疗疾病的目的。

敷脐疗法方法有很多，主要包括有药物敷脐、贴脐、填脐、熨脐、熏脐、灸脐等。长期的医疗实践证明，敷脐疗法简便易学，药价低廉，用药量小，经济方便，疗效可靠，适应证广，无不良反应，既没有煎药吃药的麻烦，又没有针灸酸、麻、胀、沉的不适感觉和烧伤烫伤之虞，更没有皮肤疼痛、感染破溃、难以接受的顾虑，值得进一步发掘、整理和推广普及。

2. 敷脐疗法的治疗原理

脐实为经络的总枢、经气的汇海,其中任脉为阴脉之海,与督脉相表里,总司人体诸经百脉;同时,脐又为冲脉循行之所,冲脉亦为经脉之海,所以脐与百脉相通。更因为奇经八脉纵横上下,沟通内外,联系周身经络,在疾病的发生、发展及转归上具有重要作用。因此,历代医家对此都很重视,如《针灸大成》的作者,明代著名医家、针灸学家杨继洲就有"神阙主百病"之说;另有太乙真人熏脐法、彭祖小续命蒸脐法,说到:"脐者,肾间之动气也,气通百脉,布五脏六腑,内走脏腑、经络,使百脉和畅,毛窍通达,上至泥丸,下到涌泉……"这说明了脐疗在治疗上的广泛性、重要性及作用途径。通过近代研究,多数学者认为敷脐疗法的治疗原理主要通过以下几个方面发挥作用。

(1)经络传导作用:经脉是人体组织结构的重要组成部分,是沟通表里、上下的一独特系统,外与皮肤肌腠、四肢百骸相连,内与五脏六腑相接,选用相应的药物敷脐,既有穴位刺激作用,又通过经络传导,使药物充分发挥功效,疏通经络,调理气血,补虚泻实,调整脏腑阴阳,使机体失调的状态趋于平衡,达到疾病逐渐消除的目的。

(2)局部皮肤透入作用:一般皮肤由表皮、真皮、皮下组织三层组成。药物若能透过表皮都容易从真皮吸收到人体里,这是因为真皮有90%是血管丰富的结缔组织,活跃的血液循环对药物转输很快。研究发现:脐在胚胎发育过程中为腹壁的最后闭合处,表皮角质层最薄,屏障功能较差,并且脐下无脂肪组织,皮肤筋膜和腹膜直接相连,故渗透性增强,药物分子较易透过脐部皮肤的角质层,进入细胞间质,迅速弥散入血达到全身。脐穴给药的最大优点是:脐下腹膜布有丰富的静脉网,连接于门静脉,从而使药物得以经此捷径到达肝脏,提高药物利用度,避免胃肠道的影响。

(3)神经调节作用:现代研究表明,穴位及经络都与神经末梢、神经束、神经节有着密切关系,因而通过药物对穴位的刺激,也必然作用于神经。有资料表明,不断的刺激脐中穴,会使脐部皮肤上的各种神经末梢进入活动状态,以促进人体的神经、体液调节作用,提高免疫功能,改善各组织器官的功能活动,调整自主神经功能,从而有防病治病的作用。

(4)药物本身的治疗作用:中医治病分内治和外治两种,都是通过药物的相应药理作用而发挥其调整人体阴阳平衡、脏腑气血盛衰的作用。正如明代名医徐大椿在说明包括脐疗等外治方法的作用时所述:"汤药不足尽病,用膏贴之,闭塞其气,使药性从毛孔而入腠理,通经贯络,或托而出之,或攻而散之,较服药尤为有力。"近人研究证实,药物敷脐,药物分子可以通过脐部皮肤的渗透和吸收作用而弥散入体内,通达全身。辛香药物除本身具有的治疗作用外,还可以削弱脐部表皮角质层的屏障作用,加强药物的渗透性。用水、唾液调敷可以增强药物和皮肤的水合作用;用醋、药汁调敷可以增强脂溶性成分的溶出和吸收,同时还可以起到引经作用,使药物直达病所,增强疗效。

3. 敷脐疗法有哪些治疗作用

(1)温通阳气,回阳苏厥:张介宾曰,"(脐)虽至阴之地,而实元阳之宅"。阳气乃人生命之本,有所谓"得阳气者生,失阳气者夭"之说。脐疗以温热药物作用于脐部,通过药物的温热刺激,或艾灸、热熨,能兴奋呼吸中枢,加速血液循环,使阳气温通或脱阳得固,从而达到阳复厥苏的目的。

(2)通经活络,行气止痛:选用温热药物敷熨灸治脐后,借助药物的温通作用,可激发经络之气,能通经活络,促进气血运行,达到"通则不痛"的目的。

(3)通调三焦,利水消肿:三焦者主决渎,利用药物或他法的刺激作用于脐后,能激发三焦的气化功能,促进气机运畅,经隧通达,使小便通利,达到消肿的目的。

(4)健脾和胃,升清降浊:脐为中下焦之枢纽,脐疗通过药物或他法的刺激促进了其吸收作用,使脾和胃肠功能旺盛,清阳得升,浊阴下降,达到健脾和胃、降逆止泻的目的。

(5)收敛止汗,固精止带:脐疗后,通过药物吸收和经络的传导,调整了脏腑阴阳之不平衡,使气血调畅,营卫通利,精气神津有归,从而起到敛汗固表、涩精固带之效。

(6)调理冲任,固经安胎:脐近部冲任督带四脉,其中任为诸阴之海,主胞宫;冲为血海,主生殖。妇人的经、带、胎、产诸疾与冲任督带四脉息息相关。脐疗可起到温补下元、调理冲任的作用。

(7)强壮保健,祛病延年:脐为先天之命蒂,又为后天之气舍,先后天之本源皆归于此。以温药作用于脐中,能温补壮阳,补中益气,提高机体的免疫功能,从而达到增强人体抗病能力、保健、防病、益寿延年的作用。

4. 敷脐疗法的注意事项

（1）询问病情,防止毒性反应:本法施药治疗之前,宜详细了解患者全身情况,并询问药物过敏史、生育及胎产史。避免药物过敏反应,或引起堕胎流产等医疗事故发生。

（2）注意体位,仰卧取穴:本法施治时,宜嘱患者仰卧于床上,裸衣露脐,取药物填纳并敷贴于脐孔内,外以纱布覆盖或胶布贴紧。如用侧位,则使药物流失或泄污皮肤。

（3）严格消毒,预防感染:治疗之前,一般宜用75％乙醇按常规消毒法在脐部及四周皮肤上进行消毒,以免药物刺激皮肤而导致细菌或病毒感染。

（4）认真覆盖,束紧固定:本法填纳或敷贴药物入脐之后,通常医者宜用消毒纱布、蜡纸或宽布带盖于脐上,外以胶布或橡皮膏贴紧固定,也可用绷布或宽布条束紧固定,以免药物流失,或药物脱落而影响疗效。

（5）注意保暖,预防受凉:本法一向在室内进行施药,但在严寒季节施药时,室内宜保持一定的温度。医者应快速操作,以免患者受凉感冒,这一点对体虚患者、老年人及小儿尤为重要。

（6）间断用药,疗程宜短:本法常用一些有刺激性或辛热性药物敷贴于脐上,贴药之后局部皮肤可有发痒、灼热,甚至发生水疱等现象。为尽可能避免上述情况发生,通常用药剂量不宜过大,更不应连续长期使用刺激性的药物。所以,在治疗过程中,提倡间歇使用,每个疗程之间宜休息 3～5 天。如发生皮肤水疱者,可用消毒针挑破,外擦甲紫药水。

(7)小儿施药,妥为护理:本法运用于小儿时,应护理好小孩,嘱其不能用手抓搔或擦拭,以防止敷药脱落。同时小儿肌肤娇嫩,不宜使用剧性药物,贴药时间也不宜过久,一般控制在 1～2 小时为宜。

5. 常用敷脐疗法

方 1

【组　成】　胆汁制吴茱萸 500 克,龙胆草醇提取物 6 克,硫黄 50 克,醋制明矾 100 克,朱砂 50 克,环戊噻嗪 175 毫克。

【用　法】　将以上诸药混合共碾成细末,装瓶备用。敷药前先将患者脐孔皮肤用温水洗净,取药末 200 毫克左右,倒入脐窝内,盖以棉球,外用胶布封贴。每周换药 1 次。

【功　效】　清肝明目,降压利尿。适用于原发性高血压。

方 2

【组　成】　白芷、川芎、吴茱萸各等量。

【用　法】　将以上药物混合碾成细末,装瓶备用。用时取药末适量,以温开水调和如膏状,敷于患者脐孔内,盖以纱布,胶布固定。每日换药 1 次,10 次为 1 个疗程。

【功　效】　平肝活血,降压止痛。适用于原发性高血压。

方 3

【组　成】　珍珠母、槐花、吴茱萸各等量,米醋适量。

【用　法】　将方中前 3 味药共研为细末,过筛,贮瓶密封备用。用时取药末适量,以米醋调和如膏状,分别敷于患者脐孔及双侧涌泉穴,盖以纱布,胶布固定。每日换药 1 次,10 次为 1 个疗程。

【功　效】 清肝明目,潜阳降压。适用于原发性高血压。

方 4

【组　成】 胆南星、明矾、川芎、郁金各 12 克,白芥子 30克,生姜汁适量。

【用　法】 将前 5 味药共碾成细末,贮瓶密封备用。用时取药末适量,加入生姜汁调和成膏状,敷于患者脐孔上,盖以纱布,胶布固定。每日换药 1 次,10 天为 1 个疗程。

【功　效】 本方适用于痰浊中阻型高血压眩晕。症见眩晕而见头重如蒙,胸闷恶心,食少多寐,苔白腻,脉濡滑。

方 5

【组　成】 吴茱萸 30 克,半夏 15 克,熟大黄 10 克,生姜 30克,葱白(带须)7 根。

【用　法】 上药共为粗末,放铁锅内加醋适量炒热,分作 2 份,纱布包裹,趁热放脐上熨之,两包轮流,冷则换之,每次 30～60 分钟,每日 2～3 次,连用 3～7 天。

【功　效】 本方适用于高血压眩晕。

方 6

【组　成】 白芷、川芎、吴茱萸各等量。

【用　法】 将以上诸药混合共碾成细末,装瓶备用。用时取药末适量,以温水调成糊状,直接敷于患者肚脐上,用纱布覆盖,胶布固定。每 2 日换药 1 次,病愈方可停药。

【功　效】 本方适用于肝阳上亢型眩晕。症见眩晕头胀,面色红赤,烦躁易怒,失眠多梦,舌质红、苔薄黄,脉眩。

方 7

【组　成】　吴茱萸(胆汁拌制)100克,龙胆草50克,土硫黄20克,朱砂15克,明矾30克,小蓟根汁适量。

【用　法】　先将前5味药粉碎为末,过筛,加入小蓟根汁,调和成糊。取药糊敷于神阙、双涌泉穴上,每穴用10～15克,上盖纱布,胶布固定,每2日换药1次,10天为1个疗程。

【功　效】　本方适用于肝阳上亢型高血压眩晕。

方 8

【组　成】　藏红花、老鹳草、刘寄奴各12克,毛冬青15克,蟑螂3个。

【用　法】　将以上诸药共研为细末,以鸡蛋清调和如膏状,敷于患者脐孔上,盖以纱布,胶布固定。每3日换药1次,5次为1个疗程。

【功　效】　本方适用于中经络。症见得病之初,不经昏倒(或仅有短暂的迷糊失神),而见口眼喎斜,肢体麻木沉重,活动不利,或半身不遂。

方 9

【组　成】　炒决明子30克。

【用　法】　将决明子研为细末,贮瓶备用。用时取药6克,以清茶水调如糊状,分别敷于患者脐孔及双侧太阳穴上,盖以纱布,胶布固定;药干则更换新药。

【功　效】　本方适用于高血压头痛,头痛日久不愈,时发时止。发作时头痛剧烈,掣痛不止,部位或左或右,痛连眉梢,或见目昏而不能睁,头痛而不能抬举,舌淡红、苔薄,脉弦。

方 10

【组　成】　生石膏6克,川芎、白芷各3克,伤湿止痛膏

1贴。

【用　法】　将生石膏、川芎和白芷共研为细末,贮瓶备用。临用前先将患者脐孔皮肤洗净,然后取药末2克,置于脐孔内,盖以棉球,外以伤湿止痛膏封贴。每日换药1次,病愈为度。

【功　效】　本方适用于高血压头痛。症见头痛剧烈,部位固定,疲劳、情绪激动时易发。

第十七法　养生功疗法

1. 养生功疗法简介

养生功是我国宝贵文化遗产和医学遗产的一部分,是具有我国民族特色的一项医疗保健运动,是古老养生学的一个重要组成部分,是我国古代人民在长期的生活和劳动中,在与疾病和衰老斗争的实践中,逐步认识和发展起来的一种自我心身锻炼的方法和理论。它通过意念的集中和运用、呼吸锻炼及气机的升降开合、姿势的调节,进行自我整体调整,以调动生理潜能,培育真气,发挥防病治病、保健强身、延年益寿之功效。

2. 养生功防病治病的机制

中医学认为,养生功防病治病是通过培育人体元气来实现的。元气,又称作真气、正气,它是推动人体生命活动的原动力。《黄帝内经》说:"正气存内,邪不可干。""邪之所凑,其气必虚。"如果元气充足,则脏腑功能旺盛,抵抗力强,体健无病;元气亏虚,不足以抵抗外邪,易使邪气侵入,导致脏腑气血失调,发生疾病。元气的强弱关系到疾病的发生、发展、变化和转归。元气的盛衰,不仅影响人体健康,还对寿命长短有决定性影响,元气强则能延缓衰老,使人长寿,元气虚则人易早衰夭损。

养生功锻炼的实质就是培育元气,通过元气的作用来调整和改善人体机制。丹田为元气汇聚、储藏之处,通过练功意守丹田,可使元气充足。练功中出现的丹田温温发热的感觉,就是元气开始充盛的表现。养生功培育元气的作用,不仅在练功中可以体会到,而且在练功后它会变成一种动力,使整个机体的功能都得到加强,如练功后感觉到头脑清醒、精力充沛,体内有一种生机勃勃的力量在萌生,周身有使不完的劲等,这就是元气充盛的结果,长期锻炼下去,就可做到体健少病,延长寿命。

按照现代的理解,元气是人体内一种潜在的能量。练养生功的过程就是使人体能量由消耗转化为储备的过程,并在人体需要的时候,将这种潜能发挥出来。为了进一步深入研究养生功作用机制,近年来,人们从现代科学角度进行了多方面研究,证明养生功可对人体的许多系统和器官产生良好的作用。

(1)呼吸系统:养生功锻炼对呼吸系统最明显的影响是,可以使呼吸减慢和加深,把呼吸锻炼得柔缓、有力和深长,并使每分钟静息通气量减少,潮气量增加,对呼吸系统疾病有良好的治疗作用。

(2)消化系统:练养生功可以明显地增强和调节消化系统的功能,增强膈肌上下活动的幅度,对腹腔脏器起到按摩作用;增加胃肠蠕动,促进消化腺分泌,有助于防治消化系统疾病;能增加唾液淀粉酶的含量,对抗衰老有一定作用。

(3)心血管系统:长期坚持养生功锻炼,可使心率减缓,心搏有力,减轻心脏负担,降低心肌耗氧量,并稳定血管运动中枢,对心血管疾病如冠心病、高血压等有治疗作用。

(4)神经系统:养生功对神经系统也有很大影响,尤以对大脑皮质的影响为显著。通过对练功者的脑电图观察,养生功状态是大脑皮质主动性内抑制过程,对大脑皮质具有保护性作用,并对机体各系统和组织器官带来良好的作用和影响,使机体功能得到调整和恢复,对神经、精神疾病及其他疾病都有积极的治疗作用。

(5)其他:养生功对机体其他系统也都具有很好的影响,如可以增强免疫功能,降低基础代谢率,减少氧耗量,对内分泌系统有积极作用等。

由此可见,养生功对人体产生的作用是多方面的,它的治病强身作用是有科学根据的。但其机制也很复杂,还有很多问题尚未阐明,需要进一步探索。

3. 练养生功的基本方法

古今养生功的分类是十分繁多的,但不外乎静功与动功两类,而无论静功还是动功,都离不开意念的集中和运用、呼吸锻炼及升降开合、姿势的调节,即调神、调气、调身这3个基本方面,只要正确掌握了这3个要素,无论习练何种功法,便都有了坚实的基础。各种不同的功法,不过是对调神、调气、调身的具体要求不同,侧重程度不同,通过这3个方面的千变万化,交互运用,有机结合,便构成门类繁多、丰富多彩的系统。

(1)调神:调神又叫调心,是对人的意识、思维的锻炼,是练功三要素的重点。通过主动地控制和调整意念活动,排除各种杂念,使意念活动集中于体内某一处,以一念代万念,通常又称之为意守。

意守的部位常常是很广泛的,一般多意守自身的某些部位,如意守丹田,意守足三里、大敦、劳宫、涌泉等重要穴位,意守体内某一病灶等。此外,还可意守身体外部某些景物,意想美好的、令人轻松愉快的某些事物,如芳香的花朵、翠绿的树木、蔚蓝的天空等,还可意会某些利于精神放松、安静集中的字句,如"松""静"等。

(2)调气:调气指主动地调整和控制呼吸及体内之气,对呼吸和内气进行锻炼。调气与调神常常是密不可分的,调气一般在意守的基础上进行。

调气的方法应先从简单的做起,由易而难。初学者先练自然呼吸法。所谓自然呼吸,即平时状态下的呼吸,但要求呼吸尽量柔和、均匀,可以采用鼻吸鼻呼,或鼻吸口呼。

在自然呼吸的基础上,逐渐使呼吸变得深长,形成腹式呼吸。腹式呼吸多与意守下丹田相配合,使呼吸出入与内气的升降结合起来。

调气的方法还有很多,如停闭呼吸法、胎息法、踵息法、体呼吸法等,都是需要与调神相配合,意气结合进行锻炼的,这些方法不适于初学老者,一般必须经过自然呼吸、腹式呼吸阶段之后,对基本呼吸法已熟练掌握者,方可习练,否则,易导致胸闷、气短等不适。

(3)调身:调身又称调形,指主动地调整和控制身体的外形,使之保持一定的姿势(静功),或进行一定的动作(动功)。

静功的姿势,有坐式、卧式、立式3种。卧式对体力的消耗最小,适合于年老体弱和重病患者;坐式对体力的消耗中等,适合于轻病和一般人练习;立式对体力消耗较大,适合于年轻体壮的人和身体素质较好的患者。

卧式有仰卧式和侧卧式,侧卧式又有左侧卧式与右侧卧式之分,一般多采用仰卧式和右侧卧式。坐式包括平坐式(自然坐式)、盘坐式和靠坐式,盘坐式又分为单盘、双盘和自然盘。立式根据身体支撑量的大小,分为休息式、高位式、中位式、低位式4种。

动功的动作则按照不同功法的套路要求去做,不再叙述。

练养生功的基本方法——调神、调气、调身三者之中,意念是统帅,是主导。如果意念不能集中,则练好呼吸和内气、摆好姿势都是一句空话。呼吸是重要环节,调气往往是和调神密切结合,通过以意引气、意气相随来进行的。姿势是基础,正确的姿势可为调神、调气创造良好的条件。总之,调神、调气、调身这三者是不可分割的,是相互影响、相互促进的一个整体。

练功过程中有一些必须遵守的共同性要领,可归结为以下几点。

(1)松静自然:"松",即轻松而不紧张。必须消除紧张情绪,心平气和,使整个身心均处于一种非常轻松而舒适的状态。只有心身皆松,内气的运行才能畅通无阻。

"静"即指入静而言。入静是一种状态,即常说的养生功态。养生功态是一种特殊的安静和特殊的觉醒状态。"特殊的安静",是因为它不同于平时所指的外部行为动作停止的一般休息和睡眠。有人说,练功入静后就什么都不知道了,这是错误的。这不是入静,而是入睡。入静过程是一种主动性的休息过程,是要避免昏沉入睡的,不是万念俱灭,而是以一念代万念,一念除杂念。"特殊的觉醒",说明入静又不同于常态下的清醒,对外界各种干扰,虽感知,但又不受其扰,意识虽清晰,但思维活动减少,专心于体内气血变化,自我感觉增强。放松与入静是相辅相成的。入静以放松为基础,只有放松才能入静,而入静以后,又可进一步促进放松。

"自然",即一切顺其自然,不可强求,这是练功的一大原则。练功中的放松、入静都必须在顺乎自然的前提下进行,绝不可勉强去追求或急于求成。但自然又是相对的,不能理解成听其自然,任其自由,消极被动。自然是指经过锻炼逐步达到要求,顺乎人认识事物的规律,从不熟悉到逐渐熟悉,从不会到会,这样才不至于事倍功半。

(2)意气相依:意气相依,是指练功过程中调神与调气必须密切结合起来,相互依存,合为一体。如在练习气沉丹田时,先用意导引,以促进气下行,产生内气的感觉,再意守丹田,随后在意导引下,使气上行,从口鼻呼出。反复练习,则可在大脑皮质形成固定的条件反射,由以意引气进入到意气相依的境地。这时,意与气的关系已十分协调、自然,无法严格区分了。

(3)上虚下实:练养生功要求上虚下实,其意有二。一是指上体虚灵,下体充实。上下体以脐为界,脐以上为上体,脐以下为下体。上体只有虚灵,才能轻捷、灵活、耳目聪明。下体必须充实,因真气贮存于下元,只有气沉丹田,引气归元,才能使内气充盈,生机横溢,精力充沛。人到中老年,每易出现气血上冲、上盛下虚之征象,表现为血压增高、头重脚轻、步态不稳等。通过充实下元,可防止上盛下虚,使人下元充实,步履稳健,思维清晰,耳目聪明,动作灵活。因此,练功时应多注意身体的下部。上虚下实的第二个含义是,上虚指思想虚静,下实指形体充实。只有思想淡泊虚静,形体盈满充实,才能形神俱养,取得良好的练功效果。

(4)火候适度:所谓火候,指练功中用意和用力的强度、限度。进行养生功锻炼要很好地掌握练功的火候。火候不到,难以收到练功效果,火候太过,也会适得其反,产生某些不适和异常反应。

调神、调气、调身都要掌握火候,要做得适度。此外,练功时间长短,也有个火候问题。时间长短不强求一致,每个人可根据自己的身体情况灵活掌握,但每次练功都要留有余力,不要过于疲劳,以功后头脑清晰、精神愉快、精力充沛为恰到好处。

(5)动静结合:动静结合有两个意思。一是练静功时要做到外静内动,静中求动;练动功时要做到外动内静,动中求静,进一步达到"动静双赅",使动静融合在一起。二是指动功与静功必须结合。

静功是指各种练功时肢体保持一定姿势不动的练功方法。从外表看,机体是安静不动的,但越是安静,体内的血运就越活跃,内气的感觉就越明显,因此静功锻炼是要于静中求动的。动功是指各种练功中肢体按照各种套路进行运动的练功方法,其运动形式丰富多彩,多种多样。在练动功时,应在保持外形运动的前提下,于动中求静,使思想安静,排除杂念,注意做好每个动作。因此,动功的作用必须在静的状态下才能更好地实现。总之,无论练静功还是练动功,必须动静相兼,静功从静中求动,动功从动中求静,使动静结合起来。

动静结合的第二个意思,是静功与动功必须结合起来练。静功外静而内动,主要是锻炼身体内部五脏六腑的,以精气神锻炼为主,对肢体活动、肌肉骨骼的锻炼较差,所以单练静功有其不足;动功外动而内静,主要是对肢体、肌肉、骨骼的锻炼,外练筋骨皮为主,对机体内部脏腑的锻炼则显不足。两者结合起来练,做到取长补短,相得益彰。练功者要根据各自的情况选择,可在练完静功后再练一套动功,或先练动功后再练静功,或早晨练动功晚上练静功,或在一个时期内练静功,过一段时间再练动功,二者交替应用。

(6)循序渐进:在练养生功过程中,要防止两个倾向,一是急于求成,二是不能坚持。急于求成,必然会练得过多、过猛,刻意追求,违背了顺乎自然的练功原则,结果欲速则不达。要知道拔苗不能助长,根深自能叶茂。养生功之"功",功夫也。必须从基本功练起,才能收到满意成效。相反,还有一些人不能坚持,懒惰,怕吃苦,没有毅力,总想寻求不费气力的办法,并能一劳永逸。要知道,养生功入门并不难,难的是坚持。没有耐心、信心、恒心这"三心",是难以奏效的。要获得满意的效果,必须苦练,没有捷径可走。

由于练功者的体质、病情、身体情况和接受能力等不同,练功获效的时间往往也有差异。有的人很快出现效果,有的人则较慢。对于获效较迟者,除及时查找原因外,还要耐心坚持下去。初学养生功最忌的问题是见异思迁,乱换功法,朝学夕改,这样往往一事无成。养生功作用的本质都是一样的,而不同的功法各有不同的特点,应从自己的身体实际出发,选择一两种功法,反复练习,细心体会,才能尽快见效,如果反复变换功法,浅尝辄止,一种方法未熟悉和掌握,又换成另一种方法,必然会造成体内气血运行紊乱,出现偏差,这是初学者必须注意的。

4. 常用养生功疗法

(1)放松功:将身体分成两侧、前面、后面3条线,有步骤、有节奏地依次放松。

第一条线(两侧):头部两侧→颈部两侧→肩部→上臂→肘关节→前臂→腕关节→两手→十指。

第二条线(前面):面部→颈部→胸部→腹部→两大腿→膝关节→两小腿→两脚→十脚趾。

第三条线(后面):后脑部→后项部→背部→腰部→两大腿后面→两膝窝→两小腿后面→两脚→两脚底。

练功者取站式或坐式,身体及四肢安放舒适自如,双目微闭,心神安宁,采取自然呼吸。先注意一个部位,默念"松",使该部位放松,再注意下一个部位,默念"松"。依次放松第一、二、三线的各部位。每放松完一条线,在该线的止息点(即最后一个部位)轻轻意守一下,1~2分钟。放松完3条线为1个循环,把注意力集中在脐下3寸的丹田穴处,意守3~4分钟。一般做两三个循环,然后收功。收功时应缓慢从容,徐徐睁开眼,可配合摩面、搓手等辅助功。

(2)站桩功

①预备姿势。站立,两脚八字分开,宽与肩齐,两脚保持一定的弯曲度,臀部似坐非坐,含胸拔背,双手叉腰,两眼轻闭,微露一线之光,自然呼吸2~3分钟,然后练下式。

②提抱式。接上式,两脚踏实地面,平均用力,全身力量

放于脚掌稍后处,两膝微曲,膝弯曲程度视各人情况而定,最大限度不超过脚尖。上体保持正直,臂呈半圆,腋悬半虚,肩稍后张,使心胸开阔,全身持虚灵挺拔之势,两手指相对,指尖相隔三拳左右,位于脐下,掌心向上,犹如抱一大气球,头正直或稍后仰,口微张,全身放松,但松而不懈。

③意念活动。站桩姿势稳定,身体舒适,心意宁静,呼吸调畅后,可配合意念活动。本病较适宜的意念是:设想自己在浴室中进行温度适宜的淋浴,水不断从头顶潺潺缓缓流到脚底,然后用意念注意听冲到脚下的流水声流入地下,由上而下,不断流淌。

④呼吸要求。本功法不要求有意识的呼吸法,整个练功过程均采取自然呼吸。也不要求气纳丹田。以往练过"注意呼吸,意守丹田"功种之练功者,必须完全放弃原有练功方式。

⑤练功时间。开始练功阶段,每次以10分钟为度,体弱者可酌减;以后随练功熟练程度和体力增强,可逐渐增加练功时间,每天可练2～5次。总之,练功时间和次数,以不感疲劳、不适,而觉舒畅、精力充实为宜。

(3)稳压站桩功

①基本要领。两腿分开站立,与肩同宽,两膝微曲,膝盖与足尖成垂直线,上体自然正直,两臂在胸前环抱,高不过眉,低不过脐,两手指尖距离及手心距身体的距离均为30厘米,头顶正直,两目微闭,或向前平视,排除杂念,意守如意事件或美好风光,守涌泉也可。先自然呼吸,逐步达深细长匀的腹式呼吸。

②时间。一般根据自身体质情况决定。开始时可每次站5～10分钟,每天3～5次;以后逐渐增加,至每次30分钟,每

天练功时间达 2 小时。

注意事项:在练站桩最初 3 个月里,症状及血压会出现反复,此为正常现象,不要灰心。可适当减少练功时间,选择一天中病情相对稳定的时间练,重要的是必须坚持。

③贯气降压。一般取站位,两脚并拢,重心稍前移,放松静立。体弱者可取坐位,坐时勿靠椅背,腰部直伸,大腿水平,小腿垂直,两足平踏地面。两种姿势均要把下颌回收,颈项挺直,头切勿后仰。

准备就绪后,两眼轻轻闭合,暗示自己血压正下降至正常,然后将两手置于小腹前,掌心相对,十指舒张,指尖似接非接,像捧着一个小气球,然后徐徐上升,掌心渐渐对向身体,举过头顶,两手距头顶 20～30 厘米,掌心对准头顶,意念两掌心发气贯入头顶,深入体内,两手停留 3 个呼吸长,然后经身前慢慢下降至小腹,意念也随两手从身前下降至小腹;然后再次捧气、贯气。下降时两手由体侧下降,意念随之由体侧下降;然后再次捧气、贯气,下降时两手由体侧下降,但意念由身后下降。意念下降时切勿沿体表而行,应以身体内部下降,这是最关键的。这样贯 3 次为一组,可反复做多组,随时随地皆可练习,多多益善。收功时把两手敷于肚脐上静养片刻即可。

(4)玉蟾吸真功

①调身。调身就是摆好姿势。不同的姿势有不同的生理特点,就有着不同的功能作用。用高约 1.2 尺的凳子,坐好后,腿膝以弯成 90°为宜,双膝分开与肩同宽,右手握拳,不要用力把拳握死,拳心不能中空,左手抱在外面,拇指放在边上,四指要并拢,双肘放在膝盖上,额头放在掌心中间,但不要用力,眼睛闭上,全身放松(女子左手握拳,右手抱在外面,其他

都相同)。

②调心。调心就是调整心理、精神状态,使之入静。练功开始,想象自己一生中最愉快的事情,脸微微带着笑容,抱着心胸愉快的心情练功,认真地做到意守呼吸,雷打不动。

③调息。调息就是调整呼吸。它主要是为了调心。调息则心定,心定则息越调,用意识调整呼吸,使心息相依。思想集中在肺部的呼吸活动上。运气开始,先随意吸一口气做准备。练功开始,先吐气(即呼气),吐气时用口慢慢地、深深地吐尽,又慢慢地用鼻把气纳入肺部(即吸气),吸气时先自然吸气,后再加力吸,等气吸到八九成时,停止呼吸约2秒。停止呼吸2秒时不要用力屏气。再来一个短吸,随后马上以深、长、细、缓的方式呼气,直到把气深深地吐尽,吐尽又吸,这样不断地呼→吸停2秒→短吸→呼,循环10分钟,一般要练到全身发热,或手心出汗。

④收功。不睁眼,先抬头,双手相擦10余次,再擦脸10余次,随后睁开眼睛,然后向上伸伸懒腰,深叹一口大气,"唉"一声,然后两手分开放下。

(5)降太延年二十式:本法是吸收五禽戏、八段锦、易筋经、太极拳等传统体育项目的优点,将吐纳与导引、局部与整体、运动与自我按摩、运动与静止、体内与体外、体力锻炼与心理训练结合在一起的一种健身防病方法。经常练习此法,对高血压、冠心病、神经衰弱等多种慢性病均有较好的辅助治疗作用。

①山海朝真。两脚分开与肩同宽,左手叠于右手之上,自然放在小腹部,手心向内。深呼吸,先缓缓吸气,再慢慢呼气,呼吸要自然、深长,逐渐做到腹式呼吸。要全身放松,排除杂

念,集中思想。练习时注意头端正,眼自然闭上,舌尖轻舔上腭。

②幼鸟受食。两脚分开与肩同宽,两臂自然下垂于体侧。屈肘上提,两手掌与前臂相平,提至胸前与肩平,掌心向下,然后两手掌用力下按,至两臂接近伸直为度,再屈肘上提。如此反复进行。练习时动作要慢,呼吸均匀自然,屈肘时吸气,下按时呼气,上提时肩部用力,下按时手掌用力,肩部尽量放松。

③大鹏压嗉。两脚开立,左手置于右手上,掌心向里,放在胸前。两手相叠,自左向右轻按胸部及上腹部,上下左右回旋,再自右向左轻按胸部及上腹部,上下左右回旋;然后以脐部为中心,在下腹部做同样的按摩动作,如此反复进行。一般每呼吸一次,两手轻轻按压回旋一周。

④左右开弓。两脚开立,两掌放在眼前,掌心向外,手指稍屈,肘斜向前。两掌同时向左右分开,手掌渐握成虚拳,两前臂逐渐与地面垂直,胸部尽量向前挺出,然后两臂仍屈肘不变,两拳放开成掌,还原。如此反复进行。拉开时两臂平行伸开,不宜下垂,肩部及掌指稍用力,动作应慢,逐渐向后拉,使胸挺出,肩胛骨夹紧,分开时吸气,还原时呼气。

⑤霸王举鼎。两脚开立与肩同宽,两臂屈肘,双手虚握拳,平放肩前,高与肩平。两拳渐松,掌心向上,两臂缓上举,眼随拳动;然后两手渐下成虚拳,手指稍用力,还原。如此反复进行。上举时吸气,下降时呼气。

⑥摘星换斗。两脚开立与肩同宽,两臂自然下垂于体侧。左臂屈肘,掌心向内沿体前上提,提过头顶后掌心向上横掌于头顶上,上举时如向上攀物状,手臂尽量伸展,眼随手转,足跟微提起;右臂同时屈肘,自背后上提,掌心向后,手背贴于后腰

部;然后左手自头顶向侧方弧形下落,接着再屈肘,掌心向后置于背后上提,手背贴于后腰部,右手同时自背后下垂;最后再屈肘经体前向上提起,掌心向内,提过头顶掌心向上横于头顶上。如此反复进行,上举时吸气,下垂时呼气。

⑦哪吒探海。两脚开立与肩同宽,双手叉腰。头颈前伸并侧转向左前下方,眼看前下方约 2 米处似窥探状,还原;再换右侧。如此反复进行,转动时吸气,还原时呼气。

⑧犀牛望月。两脚开立与肩同宽,双手叉腰。头颈尽力向左手上方转,眼看左手上方似望月状,还原;再转向右侧望月。如此左右交替,反复进行,转动时吸气,还原时呼气。

⑨风摆荷叶。两脚开立与肩同宽,双手互相摩擦手掌,手指随后叉腰,拇指在前;然后两手沿腰部、骶部、臀部用力按摩,腰部自左向后、右、前做回旋动作,接着再逆转,回旋的圈子逐渐增大。如此反复进行。

⑩仙人推碑。两脚开立比肩稍宽,两臂自然下垂于体侧。左手握拳抱于腰间,同时身体向左转,右手掌立起向正前方推出,头向左后转,眼看左后方,还原;然后身体向右转,做法同上。如此左右交替,反复进行,手掌推出时吸气,手掌收回时呼气。

⑪掌插华山。两脚开立比肩稍宽,两臂自然下垂于体侧。身体左转,成左弓步,左手向前方伸出,掌心向下画半弧后抱于腰间,右手向正左方伸出,如刀插物状,眼看右手掌,还原;再身体右转,做法同上。如此两侧交替,反复进行。

⑫白马分鬃。两脚开立与肩同宽,两手交叉于腹前。上体前屈,眼视两手,然后上体抬起,两手举至头顶上交叉,上举时如向上攀物状,尽量使筋骨伸展;接着两臂向两侧分开,还

原。如此反复进行,眼一次看左手,一次看右手,上举时吸气,下垂时呼气。

⑬凤凰顺翅。两脚开立比肩稍宽,两手自然下垂。上体前屈,两膝微屈,左手向左上方撩起,头亦随向左上转,眼看左手,右手虚按左膝,还原;再向右侧做,方法同左侧。如此两侧交替,反复进行,头部左右转动时吸气,转回正面时呼气。

⑭巧匠拉钻。两脚开立比肩稍宽,两手抱于腰间。身体向右转,以前脚辗转地面,并屈膝下蹲,左膝抵住右小腿,右拳抱于腰间,左拳自左腰际向正右方伸出,手臂与肩平,还原;再身体向左转,做法同上。如此两侧交替,反复进行。

⑮青龙腾转。两脚开立比肩稍宽,两手自然下垂于体侧。左拳抱于腰间,右手立掌向左方推出,左脚尖向左转,上体向左转;接着左拳变掌,向左伸出,右手也由立掌变为掌心向下,随后使两臂沿上、右、前下方向环绕至左侧,左手仍收回抱于腰间,右手仍立掌;然后右手收回抱于腰间,左手改立掌向右推出,右脚尖向右转,上体右转,做法同上,方向相反。如此两侧交替,反复进行。

⑯罗汉伏虎。两脚横开一大步,两手叉腰。左腿屈膝下蹲,右腿伸直,还原;再右腿屈膝下蹲,左腿伸直。如此两脚交替,反复进行。

⑰白鹤转膝。立正,两膝微屈,身体略前倾,两手先按摩膝部,随后按于膝上,眼注视前下方;然后两膝自左向前、右、后做回旋动作数次;再改为相反方向的回旋,每呼吸一次,膝部回旋一周。如此反复进行。

⑱行走下坐。两脚开立与肩同宽,双手抱于腰间。两腿下蹲,尽可能使臀部触足跟,臂前平举,还原。下蹲时吸气,起

立时呼气。如此反复进行。

⑲四面摆莲。两脚并立,双手叉腰,拇指在后。先将左大腿提起,小腿垂直,将左脚向前踢出,脚尖伸直,脚面绷紧;再左脚落地,右腿提起如左脚动作踢出;然后右脚落地,左脚后踢,脚跟触及臀部为度;再左脚落地,右脚后踢,接着右脚落地,左脚向里似踢毽子状横踢;再左脚落地,右脚向里横踢;继而右脚落地,左腿抬起,左脚向外似踢毽子状横踢;再左脚落地,右腿抬起,右脚向外横踢。

⑳仙踪徘徊。立正,两手叉腰。先左腿向前迈一步,脚跟先落地,再右脚跟进,重心移向右脚,左脚脚跟提起;然后右脚后退一步,脚尖先落地,重心移向右脚跟,左脚脚尖提起,脚跟着地;接着左脚脚尖落地,右脚前进一步,左脚再前进一步,脚尖落地;再左脚后退一步,脚尖先落地,重心移向左脚,右脚尖提起。如上所述,左右脚交替,反复进行,每上一步或退一步时,呼吸一次。

在具体练习此法时,宜根据病情和身体情况灵活掌握,可练其中的几式,也可二十式全练,每式可练一遍,也可反复练习数遍。

(6)无极式养生功:站桩姿势是自然站立,身体中正不偏,头正、目正,两眼平视前方,两手下垂,手指松开,中指轻轻贴住"风市穴",身体自然稍微前倾一些,两膝微微弯些,含胸拔背,腹部放松,胯松开,裆要虚圆,轻轻闭目,自然呼吸,意守腹中。主要动作如下。

①足(脚)。其根在足,先把足摆成四平八稳(两脚分开平行),与肩同宽,两足跟平齐,注意不可摆成外八字。一般站立,足的外侧受力会大一点,但站无极功则要求足的外侧受力

与内侧相同,足趾和足跟要自然站在地面上,先把足趾稍微向内缩,然后再向外伸,使足底务求达到前后左右平衡。

②"涌泉"连线的中点,由下向上对正"会阴","会阴"再向上对正头顶"百会"(即涌泉→会阴→百会)。

③腰。主宰在腰,所以腰应做到松而直,即轻轻放松之后,逐步把腰挺直,腰松了内气才能易于发动。

④胯。胯不松不收,肚和臀部自然向外凸,中线就不能对正。因此,要放松胯,故胯要微向内收,使裆自然提起,肚和脐部就自然不向外凸。

⑤含胸拔背。也是松胸,轻轻呼一口气,胸松,背自然拔起。

⑥舌舐上腭,微微闭口。舌尖自然舐上腭,不要用舌头有意顶住上腭。

⑦"百会"虚灵顶颈。就是做到百会朝天,只有百会朝天,头的姿势才摆得正确。站立,把头稍抬一些(即水平位置似贴在枕头上一样)。

⑧双手自然下垂。初学站桩,双手随其自然放下,待练到一定时间,则要求双手摆正位置,即手指(中指)轻轻贴在"风市穴"处。

总之,要做到松、静、自然。

第十八法　运动疗法

1. 运动疗法简介

运动疗法是指运用体育运动的各种形式预防和治疗疾病的方法，又称体育疗法或医疗体育。运动疗法最大的特点就是患者自我积极主动地参与治疗过程，从而充分调动患者自身的主观能动性，发挥内在的积极因素，通过机体局部或全身的运动，以消除或缓解病理状态，恢复或促进正常功能。

运动疗法简单易行，不受场地、时间的限制，可随时进行，具有其他疗法难以达到的功能，所以深受广大高血压患者欢迎。运动疗法对一般疾病无特别禁忌证，对于病情稳定的一、二期高血压患者，均可根据病情采用运动疗法，但对三期高血压患者，尤其伴有严重心、肾功能障碍者，则应慎用或不用运动疗法。

2. 运动疗法的降血压原理

(1)适当的运动锻炼有利于体内脂肪的代谢，使脂肪、胆固醇分解增加，可降低血脂，使肥胖者体重减轻，血压相应降低。

(2)运动锻炼能增加纤维蛋白溶解素，降低血小板凝聚，促发侧支循环的建立,改善心肌供血,增加心肌收缩力,改善器官血液灌注,扩张外周血管,使血压下降。

(3)适当的运动锻炼可调节大脑皮质功能,消除高血压的诱发因素,使血浆儿茶酚胺水平降低,前列腺素E水平增高,自主神经功能得到调节,迷走神经兴奋性提高,交感神经兴奋性降低,周围血管阻力减少,血压相应下降。

(4)另外,适当的运动锻炼能改变高血压患者的精神面貌,解除神经、精神疲劳,消除焦虑、易怒、紧张等情绪,使之保持良好的情绪,改善或消除头晕头痛、心烦失眠等自觉症状。

3. 常用运动疗法

(1)散步疗法

①散步降压原理。散步几乎对所有的高血压患者均适用,即使高血压伴有心、肾、脑并发症者也能收到良好的治疗效果。

在空气比较清新的户外进行轻松而有节奏的散步,能使大脑皮质处于紧张状态的细胞得以放松,可促进血液循环,缓解血管痉挛,促使血压下降,并可减肥、降血脂,减少或延缓动脉粥样硬化的发生;散步可解除神经、精神疲劳,使心情舒畅,缓和神经、肌肉和血管的紧张,减轻或消除头晕头痛、心烦急躁、失眠等症状,是一剂良好的镇静剂,能直接或间接地起到降低血压的作用。据观察,高血压患者在平地上长时间步行,能使舒张压明显下降,步行2 000~3 000米,能调整大脑皮质的兴奋和抑制过程,减轻血管活动失调现象。

②散步要掌握好要领。散步前要适当活动肢体,调匀呼

吸。散步时背要直、肩要平，精神饱满，抬头挺胸，目视前方，手臂自然摆动，手脚合拍，从容和缓。散步要不拘形式，以个人体力而定速度快慢和时间长短，顺其自然，不宜强为，应以劳而不倦、见微汗为度。散步时间可选择在清晨、黄昏或睡前进行。如果是饭后散步，则最好在进餐 30 分钟以后进行。根据体力每次散步 10～30 分钟，每天 1～2 次。

③散步分类。散步分为慢速（每分钟 60～70 步）、中速（每分钟 80～90 步）和快速（每分钟 90 步以上，每小时步行 4 千米左右）3 种。对于合并心、脑、肾病变的高血压患者，选择快速散步应慎重。散步又有平地慢步、定量散步（在一定距离的斜坡上定时步行）、摆臂散步（步行时两臂同时用力摆动）、摩腹散步（边步行边按摩腹部）等。散步疗法的运动量可以通过形式、强度、行走时间和距离来调节大小，而运动量的大小又应根据患者的体质情况、疾病轻重程度来决定。

④散步注意事项。散步时衣服要宽松舒适，鞋要轻便，以软底鞋为好，不宜穿高跟鞋、皮鞋。散步的场地以空气清新的平地为宜，可选择公园、林荫道或乡间小路，也可根据个人情况选择山地等。散步的同时可进行有节奏地摆臂扩胸动作，以增强肺活量，还可配合擦双手、揉摩胸腹、捶打腰背、拍打全身等动作，以利于疏通气血，生发阳气。

(2)慢跑疗法

①慢跑降压原理。慢跑（每分钟 120～140 米）能减轻体重、降低血脂，有助于降低血压，适用于缓进型的一期高血压患者。慢跑应先从慢速开始，起初距离可短一些，要循序渐进。运动量以心率稍增快、全身感觉微热而不感到疲劳为度。慢跑中若出现呼吸困难、心慌、胸痛等症状，可能是运动量过

大,也可能是已有器质性心脏病,应立即停止慢跑运动,必要时应去医院做相关的检查。

②慢跑方式。慢跑的方式可采取慢跑与步行交替的方法进行,以不喘粗气、不觉难受、不感头晕为度,最高心率以每分钟120～130次为宜。

慢跑前应稍减一些衣服,做3～5分钟的准备活动(如不做准备活动,可能会引起心脏供血不足,出现胸闷),如活动一下脚、踝关节及膝关节,伸展一下肢体或做片刻徒手体操,然后由步行逐渐过渡到慢跑。慢跑时全身肌肉要放松,两手微微握拳,上臂和前臂肘关节屈曲成90°左右,上身略向前倾,两臂自然下垂摆动,腿不宜抬得过高,身体重心要稳,呼吸深长而均匀,与步伐有节奏地配合,用前脚掌先着地而不能用足跟着地。慢跑应先从慢速开始,起初距离可短一些,要循序渐进,可根据具体情况灵活掌握慢跑的速度和时间。慢跑时,最好用鼻呼吸,避免用口呼吸,防止引起咳嗽、恶心、呕吐。

③慢跑注意事项。慢跑应选择空气新鲜、道路平坦的场所进行,不要在饭后立即跑步,也不宜在跑步后立即进食。慢跑结束前,要逐渐减慢速度,或改为步行,切忌突然停止,防止出现不良症状。慢跑后可做一些整理活动,及时用干毛巾擦汗,穿好衣服。慢跑中若出现呼吸困难、心悸、胸痛、腹痛等症状,应立即减速或停止跑步,必要时可到医院检查诊治。

(3)降压体操疗法:持续的运动和做体操可以使血管扩张,血压下降,心脏得到锻炼。经常做些降压保健操,可促进血液流动,使新陈代谢旺盛,血液中的氧含量更多,从而使肌肉、心脏的工作更加顺畅。此操适用于一、二期高血压患者,具体活动方法如下。

①降压保健操1

起落呼吸运动。站立,两足分开与肩同宽,两臂由体前徐徐上举至与肩平,配合吸气;还原成预备姿势,配合呼气。重复6~8次。

左右画圈运动。站立,两臂屈肘于体侧,掌心向上,右手向前伸出,掌心转向下,再向外做平面画圈,同时右腿成弓步,还原;再左手画圈。左右交替,各6~8次。

半蹲起立运动。两腿半蹲,两臂向前平举,稍停片刻后再起立。反复进行6~8次。

贯气呼吸运动。站立,两臂由体侧上举至头上,然后两手下落至头顶百会穴,配合吸气;两手沿头及身体前面徐徐落下,同时配合呼气,并用意念将内气由上向下贯至脚底涌泉穴。做8~10次。

原地踏步运动。两手叉腰,在原地踏步,脚尽量高,踏100步后休息片刻,再踏100步。

展臂提腿放松运动。站立,两臂平举,同时左腿屈曲提起,然后两臂与左腿同时下落放松;再展臂提右腿。左右交替各6~8次。

两臂平展运动。站立,两脚分开与肩同宽,两臂侧平举,掌心向上,开始活动时,腰部略向左侧倾斜,左臂随之缓缓向下,同时右臂慢慢上升,两臂仍保持呈一直线,待右手升至与头同高时,逐渐复原成两臂侧平举状态;然后反方向做。如此为一次完整动作,可连续做20次。

②降压保健操2

姿势。通常采用卧位、坐位或立位。仰卧位较易松弛,平坐或立式不受任何条件限制。如取自然站立姿势,要求两足开立与肩同宽,稍内向呈内八字,膝微屈,头顶悬,胸内含,腋虚圆,两手下垂,虎口向前内,下颌内收,身躯有前倾之感。

呼吸。自然呼吸。鼻吸鼻呼,吸气时舌贴上腭,呼气时复原。注意吸气不要用力上提,否则易刺激交感神经兴奋,引起血管收缩,使血压升高;呼气可适当延长,因呼气可舒张血管,使血压下降。

意念。入静后,配合在意念指导下的导引,即两手缓慢上升至膻中穴平面,以中指为准,在上升时的吸气不用意念,随之两手掌配合呼气往下按至下丹田。此时之意念是有如数股温热之水流自上而下地淋浴全身,头脑无比清醒,双目微闭视鼻尖。如此反复做 20～30 分钟以上为 1 次,时间可逐渐延长,每日做 1～2 次。

收功。练功完毕,要逐步收功。先将一只手的掌心放在小腹部,另一只手的掌心贴在这只手的手背上,思想集中于小腹部静养 2～3 分钟,再慢慢睁开眼睛,搓一搓手,做几节按摩,然后穿衣。

通常经过练功 6～9 次后,收缩压可降低 20～40 毫米汞柱(2.6～5.3 千帕),舒张压降低 10～20 毫米汞柱(1.3～2.6 千帕),只要持之以恒,定可收到降压之效果。

血压降至正常后,可改练站桩功,其姿势和降压功相同,两手呈抱球状,平面不要过高,呼吸要均匀细长,以每分钟 8～10 次为宜。每日早晚各练功 1 次,每次 30～60 分钟,并做到坚持长期锻炼。

③降压保健操 3

双臂伸展运动。站立,两脚与肩同宽,两手十指张开放于胸前,然后双臂向左右伸展,手指向上,持续 10～15 秒,还原。

如此操练 16 次。

仰头挺胸运动。坐位,两手自然放于体侧,两脚并拢,然后仰头挺胸,眼看天花板,两手后拉约 30 秒,还原。反复操练 16 次。

擦颈运动。先用左手掌大鱼际擦右颈部胸锁乳突肌,再用右手擦左颈,一次为一拍,左右各 32 次。

按摩百会穴。百会穴位于头顶中央,用左右手掌紧贴百会穴,分别旋转,一周为一拍,左右各转 32 次。

按揉风池穴。风池穴位于左右耳后发际根部,用两手拇指按揉两侧风池穴,顺时针旋转,一周为一拍,左右侧各做 32 次。

摩头清脑运动。两手五指自然分开,用小鱼际从前额向耳后按摩,从前额至后枕部按摩 1 次,各做 32 次。

揉曲池穴。曲池穴位于两手臂肘关节处,用左右手拇指各按揉该处,一周为一拍,共做 32 次。

叩击足底。足底前 1/3 处有涌泉穴,用拳头或小锤有节律地叩击该穴,左右足各 50 次。

转动脚踝运动。盘腿坐椅上,用手抓住足尖,缓慢地转动脚踝部,左右脚踝各转 32 次。

第十九法　单方疗法

1. 单方疗法简介

所谓单方又称偏方、小方,是指经数代人反复实践、验证、升华、提高后对某一特定疾病有特定疗效的单方、偏方。其特点为人们所发现的这些特定经效方剂药味少(一般2~5味),药效好,长期为一些穷乡僻壤所沿用,救人于难,并未列于经传,靠口传心授、子承父业而得以流传下来的土单方。

2. 常用单方

方1

【原　料】　葛根15~30克。

【用　法】　每日1剂,水煎服。

【功　效】　适用于高血压头痛、颈项强痛。

方2

【原　料】　豨莶草30克,地骨皮10克。

【用　法】　每日1剂,浓煎后分2~3次服。

【功　效】　适用于高血压。

方3

【原　料】　金银花15克,菊花15克,山楂30克,桑叶

10 克。

【用　法】　将上药共研为细末,开水浸泡 15 分钟后代茶饮用,每日 1 剂,一般服药 10～15 日血压开始下降。

【功　效】　适用于高血压。

方 4

【原　料】　桑寄生 60 克,酸枣树根皮 80 克。

【用　法】　将上药共研为细末,水泛为小丸,每次 4～6 克,每日 2～3 次,温开水送服。

【功　效】　适用于高血压。

方 5

【原　料】　鲜葵花叶 90 克。

【用　法】　每日 1 剂,水煎,分早晚 2 次服。

【功　效】　适用于高血压,症见头晕目眩,头痛,心烦易怒,四肢麻木不利,语言謇涩,有卒中倾向者。

方 6

【原　料】　夏枯草 30 克,决明子 30 克。

【用　法】　每日 1 剂,水煎,分早晚 2 次服,20 日为 1 个疗程。

【功　效】　适用于高血压头晕、头痛。

方 7

【原　料】　青木香适量。

【用　法】　将青木香研为细粉,装入胶囊,开始每次 0.4～0.8 克,以后可逐步增加到 1～2 克,每日 3 次,饭后服用。

【功　效】　适用于高血压头痛、头晕。

方 8

【原　料】　菊花 9 克,生地黄 12 克,夏枯草 15 克,牛膝 12 克,决明子 30 克。

【用　法】　每日 1 剂,水煎服。

【功　效】　适用于高血压。

方 9

【原　料】　杜仲 30 克。

【用　法】　将杜仲研为细粉,加开水 1 000 毫升,浸泡 30 分钟,煎煮 20～30 分钟,再加入防腐剂备用。每次 30 毫升,每日 3 次,温开水送服。

【功　效】　适用于高血压腰膝酸软。

方 10

【原　料】　益母草 30 克,夏枯草 20 克,葛根 20 克,杜仲 20 克。

【用　法】　每日 1 剂,水煎服。也可将上药水煎成汁,代茶频频饮用,每日 1 剂。连续服用 1 个月为 1 个疗程。

【功　效】　适用于高血压,可降低、稳定血压。

方 11

【原　料】　葛根 15～18 克,钩藤 6～10 克。

【用　法】　每日 1 剂,水煎,分早晚 2 次服。

【功　效】　适用于高血压出现头痛、头晕,心烦急躁,口干口苦,失眠多梦,肩背拘急疼痛,中医辨证属肝阳亢盛者。

方 12

【原　料】　夏天无 10 克,桑白皮 10 克,夏枯草 12 克,钩藤 15 克。

【用　法】　每日 1 剂,水煎服。

【功　效】　适用于高血压。

方 13

【原　料】　生地黄 15 克,杜仲 15 克。

【用　法】　每日 1 剂,水煎服。

【功　效】　适用于高血压出现头晕、头痛、耳鸣心烦、腰膝酸软、失眠多梦,中医辨证属于肝肾阴虚、心肾不交者。

方 14

【原　料】　罗布麻叶片 3～6 克。

【用　法】　每日 1 剂,用沸水冲泡,代茶频频饮用。

【功　效】　适用于高血压。

方 15

【原　料】　天麻 20 克,地龙 15 克,龙骨 50 克。

【用　法】　将上述 3 味药捣碎,放入砂锅中,加入清水适量,文火煎沸 10 分钟,去渣取汁,代茶分 2 日饮用。

【功　效】　适用于高血压。

方 16

【原　料】　夏枯草 15 克,青葙子 30 克。

【用　法】　每日 1 剂,水煎取汁。

【功　效】　适用于高血压。

方 17

【原　料】　桑叶 100 克,黑芝麻 100 克,葵花子仁 100 克。

【用　法】　先将桑叶、黑芝麻、葵花子仁分别研为细末,混匀后炼蜜为丸,每次 10 克,每日 2 次,分早晚服之。

【功　效】　适用于高血压。

方 18

【原　料】　菊花 15 克,枸杞子 18 克,磁石(煅并捣碎)20

克,生地黄 15 克。

【用　法】　每日 1 剂,水煎服。

【功　效】　适用于高血压,梅尼埃病头晕耳鸣。

方 19

【原　料】　夏枯草 15 克,车前草 15 克,菊花 9 克。

【用　法】　每日 1 剂,水煎服。

【功　效】　适用于高血压。

方 20

【原　料】　西瓜翠衣 180 克,决明子 80 克,桑枝、桑叶各 40 克。

【用　法】　将上药加水煎取药汁,再入适量冰糖,浓缩成膏,每次 2 汤勺,每日 2 次,温开水送服。

【功　效】　适用于高血压。

方 21

【原　料】　菊花 30 克,夏枯草 10 克,白糖 15 克。

【用　法】　将菊花、夏枯草、白糖放入杯内,用沸水冲沏,代茶饮用,每日 1 剂。

【功　效】　平肝清热,祛风解毒。用于肝阳上亢型高血压,症见头痛头晕,烦躁易怒,面红目赤,尿黄口苦,舌红苔黄,脉弦数有力。

方 22

【原　料】　夏枯草 10 克,三七花 5 克。

【用　法】　将夏枯草、三七花放入杯内,用沸水冲沏,代茶饮用。每日 3 剂。

【功　效】　清热,平肝,降压。用于高血压。

方 23

【原　料】　风干西瓜皮 30 克,决明子 15 克。

【用　法】　加水适量,煎汤代茶饮。

【功　效】　清热疏风。用于高血压。

方 24

【原　料】　海蜇 150 克,荸荠 350 克。

【用　法】　将海蜇与荸荠洗净,加水 1 000 毫升,煎至 250 毫升,空腹顿服或分 2 次服用。

【功　效】　滋阴清热,降血压。

方 25

【原　料】　香蕉 3 只,西瓜皮 60 克(鲜品加倍),玉米须 60 克,冰糖适量。

【用　法】　香蕉去皮,与西瓜皮、玉米须共煮,加冰糖调服,每日 2 次。

【功　效】　平肝,泄热,利尿,润肠。用于肝阳上亢型高血压。

方 26

【原　料】　牛膝 30 克,钩藤 30 克。

【用　法】　上药加水 2 000 毫升,煎至约 1 500 毫升,倒入盆内,待药液不烫脚时,把双脚放入盆内浸泡 30～40 分钟,每日晨起和晚睡前各 1 次。

【功　效】　平肝潜阳。用于高血压。

方 27

【原　料】　吴茱萸 15 克。

【用　法】　将吴茱萸研末,用醋调成糊状,临睡前贴两脚心(涌泉穴),10 天为 1 个疗程,连用 2 个疗程。

【功　效】　引血下行。用于高血压。

方 28

【原　料】　代赭石 40 克,牛膝 30 克,钩藤 30 克,桑寄生 30 克,杜仲 20 克,醋 100 毫升。

【用　法】　将药放入盆中,加水 2 000 毫升,把药煎沸 15 分钟后,再加醋煮沸,待药汁稍温后泡足,每晚 1 次,1 剂用 3 日。

【功　效】　平肝,降压。用于高血压,有速效降压作用。

方 29

【原　料】　海带 60 克,绿豆 150 克,红糖适量。

【用　法】　将海带、绿豆按常法煮汤,加入红糖即成。每日 1 剂。

【功　效】　平肝清热,滋阴利水。用于肝肾阴虚型高血压。

方 30

【原　料】　丹参、何首乌各 15 克,蜂蜜 15 克。

【用　法】　将前 2 味药水煎取汁,调入蜂蜜即成。每日 1 剂,早晚空腹服用。宜长期服用。

【功　效】　补肝肾,益精血。用于高血压。

方 31

【原　料】　仙茅、淫羊藿、巴戟天、知母、黄柏、当归各 15 克。

【用　法】　水煎服,每日 1 剂,分 2 次服。

【功　效】　补肾壮阳。用于妇女更年期高血压。

方 32

【原　料】　何首乌 50 克,冬瓜皮 20 克,槐角 10 克,山楂

15 克,乌龙茶 5 克。

【用　法】　将以上药物水煎 2 次,每次用水 500 毫升,煎半小时,2 次混合,去渣留汁,代茶饮。

【功　效】　滋补肝肾,活血利水。适用于高血压,肝肾两虚,未老先衰,头发早白。

方 33

【原　料】　槐花 5 克,绿茶 6 克。

【用　法】　将上 2 味放入杯内,用沸水冲泡,代茶饮用,每日 3 剂。

【功　效】　清热泻火,凉血止血。用于高血压。

方 34

【原　料】　干桑叶 3 克。

【用　法】　将桑叶放入杯内,用沸水冲泡,代茶饮用,每日 2~3 剂。

【功　效】　祛风散热,清肝明目。用于高血压。

方 35

【原　料】　芹菜根、大枣各适量。

【用　法】　洗净煮汤,经常适量饮服。

【功　效】　健脾养血,平肝祛风。对高胆固醇血症、高血压等心血管疾病患者大有益处。

方 36

【原　料】　绿豆干皮、干菊花各适量。

【用　法】　将绿豆干皮及干菊花装入枕芯,睡觉时当枕头用。

【功　效】　用于头风头痛,可清火明目、降血压、安眠。

方 37

【原　料】　夏枯草 10 克,龙胆草 3 克,益母草 10 克,白芍 10 克,甘草 6 克。

【用　法】　每日 1 剂,水煎服。

【功　效】　清肝泻火,行血通经,缓急解痉。适用于高血压。

方 38

【原　料】　山楂片 30 克,荷叶 20 克,白糖 20 克。

【用　法】　将前 2 味水煎取汁,调入白糖,代茶饮用,每日 1 剂。

【功　效】　清热解暑,活血化瘀,降压。适用于高血压、冠心病、高脂血症等。

方 39

【原　料】　生花生仁、醋各适量。

【用　法】　生花生仁(带红衣者)用上等老陈醋浸泡 7 天,每日早晚各吃 10 粒。血压下降后可隔数日服用 1 次。

【功　效】　清热、活血。用于高血压,对保护血管壁、阻止血栓形成有较好的作用。

方 40

【原　料】　鲜山楂 30 克,苹果 30 克,鲜芹菜 3 根,冰糖 10 克。

【用　法】　把苹果、山楂、芹菜切碎,加水,隔水蒸 30 分钟,加入冰糖,渣汤同食,每日 1 剂。

【功　效】　活血化瘀,降压降脂。用于高血压。

第二十法 验方疗法

1. 验方疗法简介

所谓验方又称经验方。它是指临床医生在长期的临床实践中,针对某一种疾病或病症的特点而创立的行之有效的个人经验良方,既是医师长期摸索病症特点后的经验总结,又是有一定推广使用价值,造福病友的经效良方。

2. 常用验方

滋肾平肝活血汤

【原　料】 天麻 15 克,钩藤 15 克,女贞子 12 克,牛膝 15 克,生龙骨(先煎)30 克,墨旱莲 12 克,丹参 10 克,生牡蛎(先煎)30 克,红花 10 克,赤芍 10 克,葛根 10 克,川楝子 6 克,甘草 6 克。

加减:心悸失眠者,加夜交藤、刺仁;头胀痛、面红者,加黄芩、菊花、石决明;手足麻木者,加豨莶草、桑枝等。

【用　法】 水煎服,每日 1 剂,14 日为 1 个疗程。服药期间嘱患者忌食辛辣油腻之品,戒烟酒,保持心情舒畅。

【功　效】 滋肾平肝息风,活血化瘀降压。适用于老年

201

性高血压。

知白降压汤

【原　料】　知母 15 克,白芍 10 克,当归 9 克,川芎 5 克,天麻 5 克,淫羊藿 10 克,决明子 25 克,黄柏 10 克,巴戟天 10 克。

加减:肝阳亢甚者,加珍珠母、生牡蛎;火升有痰者,加夏枯草、胆南星、川贝母、牡丹皮;心悸甚者,加磁石、朱砂;失眠重者,加夜交藤、酸枣仁、合欢花;头痛甚者,加白蒺藜、蔓荆子;头晕甚者,加钩藤、何首乌;视力减退者,加枸杞子、石斛。

【用　法】　每日 1 剂,水煎低温浓缩,分早、中、晚 3 次服,1 个月为 1 个疗程,服用 1～2 个疗程。注意慎食刺激性食物及甘厚肥腻之品。

【功　效】　补肾养肝,定眩降压。适用于中老年高血压。

补肾活血汤

【原　料】　补骨脂 20 克,熟地黄 20 克,淫羊藿 10 克,牛膝 10 克,枸杞子 12 克,益母草 15 克,丹参 15 克,川芎 15 克,知母 6 克,沙参 6 克,甘草 3 克。

加减:眩晕耳鸣者,加钩藤、菊花;心悸者,加炙甘草、麦冬;失眠健忘者,加酸枣仁、合欢皮;咳嗽者,加贝母、桔梗、杏仁。

【用　法】　每日 1 剂,水煎,分早、晚服,每次服 250 毫升,3 周为 1 个疗程。并给予西药卡托普利,每次 12.5 毫克,每日 2 次。

【功　效】　补肾活血,调和阴阳,降低血压。适用于高血压。

健脾祛瘀降压方

【原　料】　黄芪20克,茯苓15克,葛根15克,川芎15克,郁金15克,茵陈15克,苍术15克,白术15克,山楂15克,泽泻15克,木香10克。

加减:伴有肝阳上亢者,加桑叶、菊花、夏枯草;伴有心脾两虚者,加远志、当归;伴有肾阳虚者,加肉苁蓉、淫羊藿。

【用　法】　每日1剂,水煎,分早晚2次服,15剂为1个疗程。服中药期间原服降压药物继续维持使用。

【功　效】　适用于高血压。

补肾活血降压汤

【原　料】　何首乌20～30克,女贞子20～30克,淫羊藿20～30克,丹参20～30克,黄芪30～45克,川芎10～20克,赤芍10～20克,怀牛膝10～20克。

加减:肝肾阴虚者,去川芎,加熟地黄、枸杞子各20克,当归12克,炒桃仁10克;肝阳上亢者,去川芎,加钩藤20克,龙骨、牡蛎、炒刺仁各30克;兼有痰浊者,加天麻10克,制半夏、石菖蒲、泽泻各12克;血脂偏高者,加生山楂、泽泻、海藻各15克;伴有脑血栓者,加桃仁、红花、全蝎各10克,三七粉2克(冲服);伴糖尿病者,加葛根、山药各30克,天花粉、生地黄各20克。

【用　法】　每日1剂,水煎2次,合药液后分早、中、晚3次服,30日为1个疗程。伴有糖尿病的患者继续服用降糖药物。

【功　效】　补肾活血降压。适用于老年性高血压。

参七楂蒲汤

【原　料】　丹参 30 克,山楂 30 克,天麻 15 克,三七 10 克,石菖蒲 10 克,钩藤 10 克,水蛭 10 克。

加减:肝火亢盛型,加龙胆草、黄芩各 10 克,栀子 15 克;痰湿壅盛型,加胆南星 8 克,白术 10 克;阴虚阳亢型,加炙龟甲 20 克,山茱萸、菊花各 10 克;阴阳两虚型,加淫羊藿 15 克,枸杞子、煅龙骨、煅牡蛎各 20 克。

【用　法】　每日 1 剂,水煎 2 次,将药液混合后,分早、晚饭后 30 分钟温服,30 日为 1 个疗程。

【功　效】　活血化瘀,祛湿化浊,降脂降压。适用于高血压。

活血平肝益肾方

【原　料】　川芎 15 克,赤芍 15 克,牡丹皮 15 克,全蝎 5 克,桑白皮 15 克,蟋蟀 2 对,羚羊角粉(吞服)0.3 克,槲寄生 15 克,钩藤 15 克,丹参 15 克,水蛭 3 克,黄芩 15 克,杜仲 15 克,鹿角片 10 克,女贞子 15 克,罗布麻叶 15 克,柳树叶 30 克。

加减:高血脂者,加茶树根、薏苡仁、山楂、僵蚕或青礞石类;血液黏稠度高者,加三棱、莪术或蜈蚣;绝经期患者,加仙茅、淫羊藿;不寐者,加青龙齿、白茯神;项强巅顶痛者,加葛根、藁本;头晕视力不济者,加天麻、枸杞子、菊花等。

【用　法】　停服其他药物,中药每日 1 剂,水煎后早晚各服 1 次,1 个月为 1 个疗程,3 个疗程完成后停药。

【功　效】　活血平肝,益肾降压。适用于高血压。

天麻钩藤参乌汤

【原　料】　丹参20克,何首乌15克,山楂15克,蒲黄12克,泽泻12克,天麻12克,钩藤12克,决明子10克,川牛膝10克。

加减:肝阳亢盛者,加龙骨、牡蛎、磁石以镇潜;阴虚内热者,加知母、黄柏以退热;肾精不足者,加枸杞子、熟地黄以滋填。

【用　法】　每日1剂,水煎2次,取药液500毫升,分早、午、晚服,并配合西药对症治疗。

【功　效】　平肝潜阳,祛瘀涤痰,降脂通络。适用于老年性高血压。

平肝活血利水方

【原　料】　夏枯草25克,川牛膝25克,钩藤15克,石决明15克,茯苓15克,葛根15克,川芎10克,黄芪10克,防己10克,莱菔子10克,水蛭10克。

【用　法】　每日1剂,水煎,分早、晚服,30日为1个疗程。

【功　效】　平肝息风,活血通络,利水。适用于高血压。

四子薄荷降压汤

【原　料】　枸杞子9克,五味子12克,女贞子6克,金樱子6克,薄荷(后下)1克。

【用　法】　每日1剂,用开水浸泡当茶饮,每次服时加1克薄荷,每日服用3~6次。

【功　效】　滋补肝肾,潜阳降压。主治肝肾阴虚型高血压,症见形体消瘦,头痛头晕,耳鸣,目干,少寐健忘,腰酸腿软,舌质红、苔薄少,脉弦细。

降压延寿汤

【原　料】　制何首乌、生地黄、熟地黄、白芍、枸杞子、菟丝子、杜仲、桑叶、丹参、菊花、钩藤、石决明、怀牛膝、牡丹皮、茯苓、泽泻各 10～30 克(视病情而决定用量,君药用量宜大)。

【用　法】　每日 1 剂,水煎服,病情缓解可隔日 1 剂,3 个月为 1 个疗程。

【功　效】　补益肝肾,调整阴阳,降低血压。适用于高血压。

养肝息火汤

【原　料】　菊花 12 克,益母草 12 克,石决明(先煎)30克,生牡蛎(先煎)30 克,夜交藤(后下)30 克,白芍 15 克,丹参 15 克,牛膝 15 克,地龙 10 克,全蝎(研末冲服)3 克,蜈蚣(研末冲服)1 条,葛根 25 克。

【用　法】　每日 1 剂,水煎 2 次,分早、晚服,10 日为 1 个疗程,3 个疗程后统计疗效。

【功　效】　滋阴潜阳,平肝息风,活血通络。适用于高血压。

养血柔肝息风汤

【原　料】　当归 10 克,白芍 10 克,全蝎 10 克,天麻 15 克,僵蚕 15 克,枸杞子 15 克,地龙 15 克,钩藤 18 克,菊花 18 克,牛膝 30 克,龙骨 30 克,牡蛎 30 克,蜈蚣(去头足)4 条。

加减:心烦口苦、失眠等心火亢奋者,加黄连、肉桂、炒酸枣仁;急躁易怒、目赤、口苦等肝胆火盛者,加龙胆草、夏枯草;口黏腻、舌苔黄厚等夹痰热者,加瓜蒌、胆南星;肝阳过亢、舒张压超过 120 毫米汞柱者,加磁石、防己。

　　【用　法】　每日 1 剂,水煎服,10 日为 1 个疗程。

　　【功　效】　养血柔肝,息风降压。适用于高血压脑病。凡因高血压引起的头痛、眩晕、眼花、肢体麻木,甚或呕吐、抽搐者,均可应用。

清心降压饮

　　【原　料】　生地黄 30 克,石决明 30 克,竹叶 10 克,白茅根 10 克,丹参 10 克,益母草 10 克,夏枯草 10 克,豨莶草 10 克,白芍 15 克,菊花 15 克,甘草 3 克,灯心草 3 扎。

　　加减:头痛者,加钩藤、蔓荆子各 10 克;大便秘结者,加大黄 6 克;血脂高者,加山楂 15 克,苍术 10 克;阴虚甚者,加麦冬 15 克,五味子、女贞子各 10 克。

　　【用　法】　每日 1 剂,水煎 2 次,合药液后分早、午、晚服,1 个月为 1 个疗程,一般治疗 2 个疗程。

　　【功　效】　清心降火,活血利水。适用于一期高血压。

龟鹿合剂

　　【原　料】　龟胶 40 克,鹿胶 40 克,天麻 15 克,山茱萸 15 克,熟地黄 20 克。

　　加减:伴痰浊者,加半夏 10 克,白术 15 克;伴阳亢者,加钩藤 15 克,龙齿 40 克;伴血瘀者,加水蛭 10 克,蒲黄 15 克。

　　【用　法】　每日 1 剂,水煎(龟胶、鹿胶除外)取汁,与龟胶、鹿胶烊化后同服,每日 2 次,20 日为 1 个疗程。

【功　效】　填精补肾,益髓养脑,降血压。适用于老年性高血压。

平压散

【原　料】　何首乌 20 克,枸杞子 20 克,女贞子 20 克,墨旱莲 20 克,益母草 20 克,沙参 15 克,红花 15 克,钩藤 15 克,牛膝 15 克,当归 15 克,黄连 10 克,桑枝 10 克,黄芪 45 克。

【用　法】　将上药共研细末,每包 5 克,每日服 2～3 包,1 个月为 1 个疗程。

【功　效】　平肝潜阳,止痉定眩,降低血压。适用于高血压。

理气化痰祛瘀降压方

【原　料】　柴胡 12 克,白芍 15 克,白术 20 克,党参 12 克,茯苓 15 克,郁金 12 克,石菖蒲 20 克,山楂 30 克,当归 15 克。

加减:伴有肝阳上亢者,加菊花、夏枯草;伴脾虚湿盛者,加半夏、瓜蒌;伴脾肾阳虚者,加淫羊藿、桂枝。

【用　法】　每日 1 剂,水煎,分 2 次服,20 日为 1 个疗程。服中药期间凡一、二期高血压患者无症状者停服一切西药(阿司匹林继续服用),三期患者舒张压降至一期后,停服西药。

【功　效】　疏肝健脾,化痰祛痰。适用于舒张期高血压。

天麻地黄汤

【原　料】　天麻 15 克,熟地黄 15 克,山茱萸 15 克,牡丹皮 15 克,茯苓 15 克,泽泻 15 克,钩藤 15 克,山药 15 克,葛根 15 克,全蝎 3 克,甘草 3 克。

【用　法】　每日 1 剂,水煎服。同时配合氨氯地平片,每次 5 毫克,每日 1 次口服,8 周为 1 个疗程。

【功　效】　平肝潜阳,滋肾养阴。适用于阴虚阳亢型高血压。

降压五味丸

【原　料】　怀牛膝 30 克,代赭石 30 克,玄参 30 克,牡丹皮 30 克,生地黄 30 克。

【用　法】　将上药粉碎,过 80 目筛,装入空心胶囊,每粒含生药 0.6 克,每次 6 克,每日 3 次,温开水送服。同时配合服用卡托普利片,2 周为 1 个疗程,最长治疗 5 个疗程。治疗期间不另服其他降压、降脂和扩张血管药。

【功　效】　平肝潜阳,凉血活血,佐以利尿通腑。适用于顽固性高血压。

升清运脾汤

【原　料】　柴胡 10 克,葛根 15 克,石菖蒲 15 克,党参 15 克,茯苓 15 克,炙远志 10 克,炒扁豆 30 克,泽泻 10 克,制何首乌 15 克,丹参 15 克,怀牛膝 15 克,炒山楂 15 克。

加减:风阳上扰,倍用怀牛膝、茯苓;痰浊上蒙,重用柴胡、石菖蒲、制何首乌;气血亏虚,倍用党参、炒扁豆;肝肾亏虚,倍用党参、制何首乌、炒扁豆。

【用　法】　每日 1 剂,水煎取汁成 500 毫升,分早、晚 2 次服,10 日为 1 个疗程。降压西药在服上药 3 剂后逐步减量。

【功　效】　升清降浊,健脾化湿。适用于高血压眩晕。

龙牡真武汤

【原　料】　茯苓9克,白术6克,白芍6克,川附片6克,生姜4.5克,法半夏9克,生龙骨、生牡蛎各12克。

【用　法】　每日1剂,水煎2次,合药液后分早、午、晚服,1个月为1个疗程,一般治疗2个疗程。

【功　效】　温阳利水,健脾化痰。适用于高血压,症见头晕头痛,耳鸣不聪,劳累加重,形体渐胖,痰多,饮食喜温,饮水腹胀,怕冷,手足不温,小便时有失禁,夜间尿频,脉沉细。

附子龟甲汤

【原　料】　制附块6克,龟甲9克,女贞子9克,墨旱莲9克,何首乌15克,丹参15克,磁石30克,石决明24克。

【用　法】　每日1剂,水煎2次,合药液后分早、午、晚服,1个月为1个疗程,一般治疗2个疗程。

【功　效】　滋阴潜阳。适用于高血压,症见面浮头胀,少寐,耳鸣眼花,腰酸,夜尿频,苔白,脉细弦。

清肝汤

【原　料】　川芎12克,菊花20克,地龙10克,川牛膝15克,夏枯草30克,地骨皮15克,玉米须30克。

【用　法】　每日1剂,水煎2次,合药液后分早、午、晚服,1个月为1个疗程,一般治疗2个疗程。

【功　效】　平肝清热,通络止痛。适用于高血压,症见头痛,眩晕,耳鸣,脉弦实。

降压调肝汤

【原　料】　墨旱莲10克,谷精草15克,夏枯草10克,野菊花10克,决明子10克,地龙10克,怀牛膝10克,桑寄生10克,钩藤10克。

【用　法】　每日1剂,水煎2次,合药液后分早、午、晚服,1个月为1个疗程,一般治疗2个疗程。

【功　效】　凉肝潜阳,滋肝平眩。适用于高血压,症见头痛目眩,昏晕欲仆,烦躁失眠,血压高,脉弦劲,舌红者。

滋阴平肝汤

【原　料】　女贞子12克,墨旱莲12克,白芍12克,枸杞子10克,制首乌15克,菊花10克,钩藤12克,牡蛎12克,龙骨12克,牛膝10克,冬瓜仁12克,竹茹12克,茯苓10克。

【用　法】　每日1剂,水煎2次,合药液后分早、午、晚服,1个月为1个疗程,一般治疗2个疗程。

【功　效】　滋阴养血,平肝利水。适用于高血压、冠心病,症见头部昏胀疼痛,视物昏花,面赤口酸,体困乏力,耳鸣盗汗,下肢水肿,舌红略黯,苔白滑,脉浮弦。

养 心 汤

【原　料】　生黄芪15克,南沙参、北沙参各15克,炙甘草10克,五味子12克,天冬、麦冬各10克,生地黄12克,当归10克,川芎6克,远志10克,丹参15克,瓜蒌12克,川贝母10克,郁金10克,何首乌12克,红人参(另煎)4.5克。

【用　法】　每日1剂,水煎2次,合药液后分早、午、晚服,1个月为1个疗程,一般治疗2个疗程。

【功　效】　补气养血,化痰活络。适用于高血压、冠心病、心绞痛,症见胸闷,心前区痛,午后头痛头晕,右手麻木,大便稍稀,舌无苔,脉沉细,心电图可疑冠状动脉供血不足,X线检查主动脉普遍增宽。

养肝化痰汤

【原　料】　牡丹皮10克,栀子10克,当归6克,白芍10克,杭菊10克,桑寄生15克,夏枯草15克,女贞子10克,橘皮6克,竹茹10克,炙甘草6克。

【用　法】　每日1剂,水煎2次,合药液后分早、晚服,1个月为1个疗程,一般治疗2个疗程。

【功　效】　养肝息风,清热化痰。适用于高血压脑病,症见头痛头晕,恶心呕吐,躁动不安,逐渐昏迷,四肢抽动,喉有痰声,苔黄,脉弦。

凉肝汤

【原　料】　百合、生地黄、菊花、决明子、夏枯草、白芍各12克,桑寄生9克。

【用　法】　每日1剂,水煎2次,合药液后分早、午、晚服,1个月为1个疗程。

【功　效】　凉肝滋阴,息风止眩。适用于高血压眩晕,症见头晕胀痛,每因劳累或情绪波动而加重,偶有心悸耳鸣,宿有咳嗽,舌红无苔,脉左寸盛尺弱、余部沉牢。

第二十一法　穴位贴敷疗法

1. 穴位贴敷疗法简介

穴位贴敷疗法是中医学中的一种外治法。此法是在中医基本理论,特别是经络学说的指导下,对人体穴位给以外用药物刺激的一种治病方法。古称"外敷""外贴",因为用药物贴敷穴位,所以称为穴位贴敷疗法。它是利用药物贴敷穴位,刺激穴位,而起到药效、穴效的双重作用,从而达到补益人体、防病治病的作用。就其施治部位和部分治疗原理来讲,也可以属于针灸学的范畴,实际上它是一种独特的穴药结合的治疗方法。

2. 常用贴敷方

贴头止痛膏

【组　成】　荆芥穗 12.5 克,穿山甲、蝼蛄、猪牙皂各 7.5 克,白芷 12.5 克,干蝎、土鳖虫、僵蚕各 5 克,冰片(后兑)1.5 克,薄荷 2.5 克。

【用　法】　上药共研细面,蜂蜜调匀,摊于布上备用。取药布 2 小块,贴于太阳穴(双),每日换药 1 次。

【功　效】　疏风通络,活血止痛。主治高血压引起的头痛。

头 痛 膏

【组　成】　青黛、黄连、决明子、黄芩、桑叶、当归、红花、生地黄、防风、紫苏叶、贝母各等份。

【用　法】　上药香油熬,黄丹十分之七、朱砂十分之一同青黛收膏备用。每取药膏适量,用时掺地黄花末,左痛贴右太阳穴,右痛贴左太阳穴,全痛双贴。外以纱布盖上,胶布固定。每日换药1次。

【功　效】　清热凉肝,疏风止痛。主治高血压引起的头痛。

吴 白 散

【组　成】　吴茱萸、川芎、白芷各30克。

【用　法】　上药共研细末备用(装瓶密封)。用时取药末与医用脱脂棉球裹如小球状,填入脐孔内,胶布固定。若患者感觉肚脐处发痒,可将药物揭出,待不痒以后再贴敷。一般每日贴敷1或2次,每次1~2小时,3~10次为1个疗程。或取药末30克,用醋或白酒调敷两涌泉穴,外以纱布盖上,胶布固定,每日换药2次。

【功　效】　镇肝通络,疏风止痛。主治肝阳头晕头痛及血压升高者。

偏正头风方

【组　成】　荞麦120克,蔓荆子、红浮萍、野菊花各

60 克。

【用　法】　将上药共研细末,分 3 份备用。每取 1 份,用生姜 6 克泡开水调匀,做成饼形,蒸热,趁热贴印堂、双太阳穴(或头顶处),用绷带包扎,每日换药 1 次。可敷贴 3～7 天,贴敷时有热胀感。

【功　效】　祛风平肝,通络止痛。适用于肝阳头晕头痛及血压升高者;或主治偏正头风痛。

川白石散

【组　成】　白芷、川芎、生石膏各等份。

【用　法】　上药共研细末备用。每取 15～20 克,以温开水调和外敷神阙穴,外以纱布盖上,胶布固定,约 2 小时易之。

【功　效】　祛风清热,活络降压。适用于肝阳头晕头痛及血压升高者;或主治血管性头痛、偏正头风痛。

三白头痛散

【组　成】　白芷、白芍、白芥子、川芎各 15 克,香附 10克,柴胡 12 克,郁李仁、吴茱萸、七叶莲各 15 克。

【用　法】　上药共研细末备用。每用 10 克以白酒调匀(加入少许蜂蜜)外敷于患侧太阳穴、内关穴,以胶布固定,敷一夜除去,连敷至愈。

【功　效】　疏肝解郁,降压通络。适用于肝郁不舒而致高血压,头晕头痛,两目憋胀;或主治血管性头痛。

巴霜散

【组　成】　巴豆 15 克,百草霜 3 克。

【用　法】　将巴豆去除外壳,同百草霜共制如泥膏状,收瓶密封备用。用时取药泥如黄豆大,平摊于痛点中心部位(如此处有发可将头发剪去),再取大枣1枚,剖开去核,使其枣肉面覆盖药泥之上,勿使移动;然后用绷带包裹固定,2～3小时后,即可将药泥取下,如局部皮肤起疱,乃为佳象,不必担心,如疱已破,可涂少许甲紫药水防止感染。必要时可隔3～5日再用1次。痛点多时,可先取最痛之点用药,后用他处。

【功　效】　逐痰通闭,平肝止痛。适用于痰湿内盛而致高血压;或主治血管性头痛(痰湿型)。

麝冰膏

【组　成】　麝香1克,冰片5克,川牛膝15克,木瓜20克,樟脑50克,雄黄40克,桃仁15克,半夏6克。

【用　法】　上药共研细末,分30等份。另备大活络丸(中成药)30克,生姜末90克。每次用热米饭捶饼2个,每饼上放上药末1份,大活络丸1粒,生姜末3克,敷患侧上下肢各1穴位。上肢取肩俞、尺泽,下肢取环跳、委中,交替使用。外以纱布盖上,胶布固定,晚敷早取,半个月为1个疗程。

【功　效】　平肝降压,活血通络。适用于肝阳头晕头痛及血压升高者;或主治卒中后遗症、偏正头风痛。

第二十二法　穴位埋藏疗法

1. 穴位埋藏疗法简介

穴位埋藏疗法是利用中医针灸理论结合现代理疗学手段治疗疾病的一种方法。它融针刺疗法、刺络疗法、留针疗法、埋针疗法、以线代针疗法、以药代针疗法、穴位注射疗法、穴位强刺激疗法、穴位割治疗法和现代的组织疗法、物理疗法、药物疗法等为一体,可达刺激连续效应,具有长效针感治疗效果,提高穴位兴奋性与传导性,具有解痉止痛、调和气血、疏通经络、扶正祛邪、补虚泻实、平衡阴阳、调节机体有关脏腑器官趋于协调等功效,达到良性双向性调整的目的。

2. 常用穴位埋藏方

方 1

【取　穴】　①血压点,心俞。②合谷、三阴交。③曲池、足三里。

【治　法】　2％利多卡因注射液10毫升,5毫升一次性无菌注射器1套;2号羊肠线剪成3厘米长线段,放入75％乙醇中消毒备用;专用埋线针1根,血管钳、镊子、医用剪刀各1把。用埋线针埋线法。上述穴位,每次选用1组,3组轮流使用。将选取穴位常规消毒、局麻后,用镊子夹取 1 根 3 厘米长的 2 号羊肠线,放置在埋线针缺口上,两端用血管钳夹住,右手进针,左手持钳,针尖缺口向下,快速斜刺进入皮内,针尖缺口完全进入皮下后,松开血管钳,右手持续进针 0.8～1 寸深,随后将针退出,用消毒干棉球压迫针孔片刻,再用创可贴保护 3～5 日,20 日埋线 1 次,5 次为 1 个疗程。

方 2

【取　穴】　百会、风池、内关、三阴交、足三里、太冲。

【治　法】　1‰～2‰盐酸普鲁卡因注射液(皮试阴性)10 毫升,5 毫升一次性无菌注射器 1 套;1 号羊肠线剪成 2 厘米长线段,放入 75％乙醇中消毒备用;12 号穿刺针 1 支,镊子、医用剪刀各 1 把。用穿刺针埋线法。上述穴位每次选取 2 个,诸穴交替使用。将选取穴位常规消毒、局麻后,用镊子夹取 1 根 2 厘米的 1 号羊肠线,放入 12 号穿刺针前端针体内,左手绷紧进针部位皮肤,右手持针,快速直刺或斜刺进入穴内,稍做提插,使患者产生酸、麻、胀感后,边推线边退针,将羊肠线留置于穴位内,创口用消毒纱布包扎固定。20 日治疗 1 次,3 次为 1 个疗程。

方 3

【取　穴】　①主穴:血压点、心俞、肝俞、肾俞。②配穴:头晕者,加百会;前头痛者,加太阳、印堂;后头痛者,加风池;胸闷、心悸、气短者,加内关。

【治　法】　1‰盐酸普鲁卡因注射液(皮试阴性)10 毫升,5 毫升一次性无菌注射器 1 套;1 号羊肠线剪成 1 厘米长线段,放入 75％乙醇中消毒备用;9 号穿刺针 1 支,镊子、医用剪刀各 1 把。主穴每次全选,根据症状加用配穴。用穿刺针埋线法。将穴位常规消毒、局麻后，用镊子夹取 1 根 1 厘米长的羊肠线，装入 9 号穿刺针前端针体内，左手绷紧进针部位皮肤，右手持针，快速直刺或斜刺进入穴内，深 0.6～1 寸，稍做提插，患者产生酸、麻、胀感后，边推针芯，边退针管，将羊肠线埋藏于穴内，针孔用创可贴封贴保护 3～5 日。20 日至 1 个月埋线 1 次，5 次为 1 个疗程。

方 4

【取　穴】　耳穴降压沟及体穴足三里、曲池。

【治　法】　1％盐酸普鲁卡因注射液（皮试阴性）10 毫升，5 毫升一次性注射器 1 套；0 号羊肠线剪成 1.5 厘米长的线段，放入 75％乙醇中消毒备用；9 号穿针刺 1 支，镊子、医用剪刀各 1 把。用穿刺针埋线法。将穴位常规消毒、局麻后，用镊子夹取 1 根 1.5 厘米长的羊肠线，装入 9 号穿刺针前端针体内，左手绷紧进针部位皮肤，右手持针，刺入穴内；降压沟进针后，沿沟在皮下推进 1 寸，余穴直刺 1 寸，稍做提插，患者产生酸、麻、胀感后，边推线边退针，将羊肠线埋于穴内，针孔外盖敷料包扎保护 3～5 日。20 日埋线 1 次，3 次为 1 个疗程。

方 5

【取　穴】　曲池、肾俞、内关、足三里、头维。

【治　法】　1％盐酸普鲁卡因注射液（皮试阴性）10 毫升，5 毫升一次性无菌注射器 1 套；1 号羊肠线剪成 3 厘米长的线段，放入 75％乙醇中消毒备用；专用埋线针 1 根，血管钳、镊子、医用剪刀各 1 把。用埋线针埋线法。上述穴位每次选取 2 个，诸穴交替使用。将选取穴位常规消毒、局麻后，用镊子夹取 1 根长 3 厘米的 1 号羊肠线，置于埋线针缺口上，两端用血管钳夹住，右手进针，左手持钳，针尖缺口朝下，快速进针入穴内,松开血管钳,得气后立即退针,用消毒干棉球压迫针孔片刻,再用消毒纱布包扎保护3～5日。1个月埋线1次,5次为1个疗程。

方6

【取　穴】　足三里、内关、合谷、三阴交。

【治　法】　2％利多卡因注射液10毫升,5毫升一次性无菌注射器1套;1号羊肠线1袋;大号三角皮肤缝合针1支,持针器、镊子、医用剪刀各1把。用缝合针埋线法。上述穴位每次选取2个,诸穴交替使用。将穴位用甲紫药水分别标记出进针点和出针点。常规消毒、局麻后,左手捏起进针部位皮肤,右手用持针器夹住穿有1号羊肠线的三角皮肤缝合针,从一侧局麻点刺入,穿过穴位皮下组织,由对侧局麻点出针,双手提起羊肠线两端,来回牵拉,使患者局部产生酸、麻、胀感觉后,将羊肠线贴皮剪断,提起针孔间皮肤,使线头缩入皮内,用敷料包扎创口3～5日。20～30日埋线1次,4次为1个疗程。